명상 가이드 북
지혜여행

지혜여행

명상나눔 협동조합 지음

풍경소리

차례

함께 만들어가자
지혜여행 Tip   17
명상자세   19

프롬나드(Promenade)   22
셀프체크와 피드백   23

---

01 마음을 어디에 두고 출발할까요?
두기(Attention):집중

*check-in   28
  목표   29
  기대효과
  이론적 배경
  심리적 배경   31
  호흡명상   32
  걷기명상
  심리 프로그램

콕 짚어보기   33
셀프체크와 피드백   34
*check-out   35

02 숨이 보이나요?
보기(Holding with Watching): 바라보기

*check-in	38
목표	39
기대효과	
이론적 배경	
심리적 배경	40
호흡명상	
걷기명상	42
심리 프로그램	43
콕 짚어보기	43
셀프체크와 피드백	44
*check-out	45

03 마음과 함께 몸의 감각도 보이나요?
알기(Sati) 1: 알아차림

*check-in	48
목표	49
기대효과	
이론적 배경	
호흡명상	50
걷기명상	51
심리 프로그램	52
콕 짚어보기	53
셀프체크와 피드백	54
*check-out	55

04 마음이 어루만져지는 듯 해요
알기(Sati) 2: 알아차림

*check-in	58
목표	59
기대효과	
이론적 배경	
호흡명상	60
걷기명상	
심리 프로그램	61
콕 짚어보기	62
셀프체크와 피드백	63
*check-out	64

05 깨어있는 마음으로 찬찬히 살펴볼까요?
살피기(Research): 관찰

*check-in	68
목표	69
기대효과	
이론적 배경	70
심리적 배경	
호흡명상	71
걷기명상	72
심리 프로그램	73
콕 짚어보기	73
셀프체크와 피드백	74
*check-out	75

06 몸과 마음을 깨워 우주를 열어볼까요?
깨닫기(Mindfully wisdom): 마음챙김

*check-in	78
목표	79
기대효과	
이론적 배경	80
심리적 배경	
호흡명상	81
걷기명상	82
심리 프로그램	
콕 짚어보기	83
셀프체크와 피드백	84
*check-out	85

'나'의 행복에서 '우리'의 행복으로
자비명상

*check-in	88
목표	89
기대효과	
이론적 배경	90
심리적 배경 등	
자애심 연습	92
자비심 강화	94
인고수해(人苦受解)	95
수희찬탄隨喜讚歎	98
콕 짚어보기	100
셀프체크와 피드백	101

함께 만들어가자

　명상은 어려운 것이 아니다. 명상은 자신의 몸과 마음을 있는 그대로 관찰하는 일이다. 관찰을 통해 '자신이 만든 가상의 모습'에 얼마나 속고 있는지 체험적으로 깨달아 간다. 자신을 있는 그대로 관찰하면 모든 것이 변해 간다는 것이 보인다. 우연이나 기적은 없으며, 세상 모든 일은 조건에 따라 일어난다는 사실을 알게 된다.

　이러한 사실을 깨닫기 위해서 외부 자극과 분리된 환경에서 오롯이 자신에게 집중하는 명상을 할 수 있으면 좋을 것이다. 하지만 현대를 살아가는 사람들, 특히 도시의 삶을 살아가는 사람들은 고요함 속에서 명상을 하기 어려운 현실이다.

　생활명상이 답일 수 있다. 일상에서 언제나 자신의 몸과 마음을 관찰하는 것이 생활명상이다. 버스나 지하철을 타거나, 누군가를 기다리거나, 업무 중 잠시 쉴 때 등 일상에서 자신을 관찰할 수 있다. 지금 하고있는 행동에 관심을 가지고 주의를 기울여 '현재(여기-지금)'를 인식할 수 있다.

　이때 중요한 것이 호흡이다. 깊고 편안하게 호흡하면 몸과 마음이 평안해질 뿐만 아니라 스스로 집중할 수 있는 힘이 길러진다. 조용한 곳에서 호흡에 집중할 수 있을 때는 그렇게 하고, 움직이며 행동하고 있을 때는 행동하고 있는 자신과 마음의 움직임을 관찰하는 것이 생활명상 방법이다.

　또한 매일매일 하루를 정리하는 습관을 가져보는 것도 훌륭한 명상이 될 수 있다. 하루를 정리할 때 지금으로부터 과거의 시간으로 거슬러 가면서 한다. 이를 통해 '원인 없는 결과가 없다'는 것을 몸과 마음으로 정확히 인식하게 되면, 남을 원망하는 마음이나 과거에 집착하여 괴로움을 만들어 내는 일이 줄어들게 될 것이다.

이 두 가지만이라도 생활 속에서 실천하게 되면 '스트레스로 고통 받는 나'에서 '편안하고 행복한 나'로 변신할 수 있다.

생활명상이 우리가 사는 사회를 더 평화롭고 자비로운 세상으로 만드는 첫걸음이 될 것이라 생각한다. 기초부터 차근차근 전문안내자의 도움을 받아 수행하면 어렵지 않다. 특히 일상생활에서 실천할 수 있는 방법을 찾아 흥미를 가지고 꾸준히 하면 명상의 생활화가 가능하다. 명상의 생활화는 명상나눔협동조합의 창립 이유이기도 하다.

명상나눔협동조합의 조합원들은 명상을 오랜 동안 수련한 명상안내자(명상전문가)들이다. 각자가 인연 닿은 방식의 명상을 수련하여 그 기법으로 오랜 동안 수많은 사람들을 명상의 길로 안내해 오고 있는 분들이다.

명상나눔협동조합은 사회가 명상을 통해 지혜롭게 발전하는데 기여하고 조합원들의 복지를 향상하겠다는 취지로 출범하였다. 하지만 조합 사업을 추진하는 과정에서 조합원들 각자가 가진 고유한 경험들과 내용을 아울러서 조화시켜야 할 필요성을 실감하게 되었다. 이에 소통과 교육을 통해 서로 다듬고 보완하여 조합 고유의 기본프로그램을 만들기로 뜻을 모았다.

조합 기본프로그램은 (1)일반적으로 행해지고 있는 명상프로그램을 종합하여 사람들이 쉽게 접근할 수 있게 하고 (2)명상에 관해 바르게 알 수 있어야 하며 (3)재미도 있어 중도에 포기하지 않고 끝까지 할 수 있도록 함과 동시에 (4)조합원들이 본인의 현장에 바로 적용하여 쓸 수 있는 프로그램이어야 함을 기준으로 하였다.

명상프로그램 '지혜여행'은 명상안내자들이 개별 현장에 적용하여 각자가 완성해 나가기를 기대하며 만든 프로그램이다. 개별 현장의 결과들이 다시 프로그램에 적용되어 새로운 프로그램으로 계속해서 진화해 가야 함을 전제로 한다.

'지혜여행'은 멈출 수 없다. 항상 새로운 경험과 결과들로 지혜를 더해가는 프로그램이 되기 위해서 많은 분들의 기탄없는 의견과 충고, 토론과 실참이 이어져야 한다. 명상을 수행하고 안내하는 모든 분들이 이 여정에 동행하여 멋진 '지혜여행'을 만들어 보기를 요청한다.

부디 '지혜여행'에 동행하시는 모든 분들의 지혜가 날마다 증장하여 우리 사회가 평화와 평등이 실현되는 공동체가 되기를 감히 기대해 본다.

명상나눔협동조합 이사장 이용성

지혜여행 Tip

(1) 잠자리에 들기 직전과 아침에 눈 뜬 직후에는 반드시 5분 이상 호흡에 대한 집중 연습을 한다. 명쾌한 하루와 쾌적한 수면에 큰 도움이 될 수 있다. 또한 자신의 생활 패턴에서 아침과 저녁 중 명상에 시간 할애가 가능한 때를 정해서 집중연습 시간을 점차 늘려간다.

(2) 출근을 위해 차고지에 가거나 전철역, 버스 정거장에 갈 때는 걷기를 통한 집중 연습이 안성맞춤이다. 퇴근할 때에도 마찬가지다. 일상에서도 명상을 적용하는 것이 중요한데 출근과 퇴근 시 걷기를 통한 잠깐의 연습이 크게 도움이 된다.

(3) 명상을 전문적으로 하는 사람들은 대부분 명상의 동기를 '이타적 가치'에 두고 매일 그 가치를 되새긴다. 이를 위해 자신과 타인에게 도움이 되는 동기를 정해서 명상 전이나 직후에 한 번씩 되새기는 것이 좋다.

(4) 업무를 볼 때에도 가끔은 1분 정도 의자에 앉아 호흡에 집중해 본다. 누군가와 대화를 할 때에도 대화를 하고 있을 때 자신의 호흡을 느끼는 연습을 해본다.

(5) 하루에도 몇 번씩 '나는 명상을 하는 사람'이라는 것을 되새긴다. 하루 중 정해진 시간에 명상 연습을 못하는 대부분의 이유는 명상을 해야 한다는 것을 까먹기 때문이다. '나는 반드시 명상을 할 것이다. 나는 내 몸에 들어오고 나가는 호흡에 대한 집중 연습을 꼭 할 것이다. 나는 걸을 때 발의 감각을 꼭 알아차릴 것이다.' 라고 되새기고 의도를 세우는 것이 명상의 반을 이루는 것이다.

'지혜여행'은 차근차근 단계를 밟아가며 마음 근육을 만들어 갈 수 있도록 5단계로 나누어 구성하였다.

입문(집중: 두기)	집중력에 중점을 두어 자신의 감각을 깨움. 자신의 감각을 발견하는 것에 초점
바라보기(보기)	집중상태를 유지함으로써 관찰 능력이 증가하는 효과체험
알아차림(알기)	마음으로 마음을 알아가는 방법 습득
관찰(살피기)	관찰과 입체적 사고 습관화 유도
마음챙김(깨닫기)	있는 그대로 보는 지혜를 통해 자신의 삶을 스스로 선택할 수 있는 힘
자비명상	'나'의 행복에서 '우리'의 행복으로

지혜여행과 사념처와 심우도의 관계

지혜여행	사념처	심우도
두기	신념처	심우
보기		견적
알기	수념처	견우
살피기	심념처	득우
깨닫기	법념처	목우~반본환원
자비명상		입전수수

명상 자세

앉아서 하는 명상 자세는 결가부좌, 반가부좌, 평좌, 의자에 앉는 법 등 네 가지가 있다.

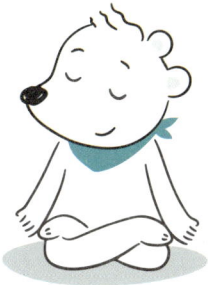 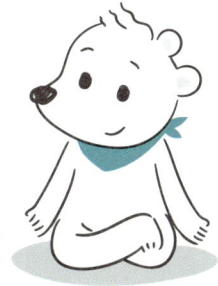 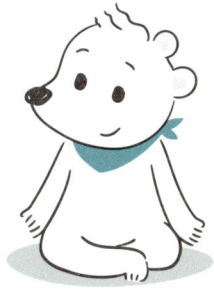

왼쪽부터 결가부좌, 반가부좌, 평좌

결가부좌(結跏趺坐)

- 두 다리를 앞으로 쭉 뻗는다.
- 한쪽 다리를 접어 발등 부분을 다른 다리의 허벅지에 깊이 올려놓는다.
- 나머지 다리도 접어 발등 부분을 다른 다리의 허벅지에 깊이 올려놓는다.
- 허리를 펴고 몸을 좌우로 3~4회 흔들어 엉덩이가 바닥에 안정되게 자리 잡도록 한다.

반가부좌(半跏趺坐)

- 두 다리를 앞으로 쭉 뻗는다.
- 한쪽 다리를 접어 발뒤꿈치가 회음에 닿도록 깊이 놓는다.
- 나머지 다리를 접어 발의 밖 부분이 접힌 다리의 종아리와 허벅지 사이에 살짝 끼도록 올려놓는다.
- 허리를 펴고 몸을 좌우로 3~4회 흔들어 엉덩이가 바닥에 안정되게 자리 잡도록 한다.

평좌(平坐)

- 두 다리를 앞으로 쭉 뻗는다.
- 한쪽 다리를 접어 발뒤꿈치가 회음에 닿도록 깊이 놓는다.
- 나머지 다리를 접어 회음부에 위치한 발의 앞에 놓는다.
  (반가부좌에서 위에 놓인 발을 아래 발의 앞에 놓음)
- 허리를 펴고 몸을 좌우로 3~4회 흔들어 엉덩이가 바닥에 안정되게 자리 잡도록 한다.

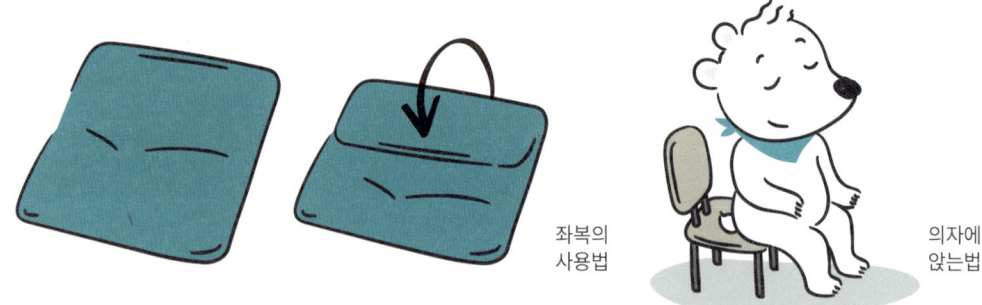

좌복의 사용법　　　　　　　　의자에 앉는법

좌복(방석)의 사용법
- 방석의 뒤를 전체 면적의 1/3 정도를 접는다.
- 접혀서 약간 높아진 부분에 엉덩이를 걸치듯 앉는다.
- 발의 위치보다 엉덩이의 위치가 약간 높아지면 바른 자세에서
  몸을 이완하는데 도움이 된다.

의자에 앉는 법
- 무릎이 아프거나 좌식이 어려운 사람은 의자에 앉아서 명상을 해도 좋다.
- 의자에 바르게 앉는다.
- 등받이에서 등을 뗀다.
- 두 발바닥이 바닥에 완전하고 안정되게 닿도록 한다.
- 발과 무릎은 바닥과 수직이 되는 것이 좋다.

손의 갈무리법(선정인, 금강인)
- **(선정인)** 손가락을 가지런히 펴서 양손을 겹치고
  두 엄지손가락의 끝을 가볍게 마주 댄 후 아랫배의 단전부위에 가볍게 위치한다.
- **(금강인)** 양손의 엄지손가락을 나머지 네 손가락으로 가볍게 말아 쥔 후
  양 무릎위에 가볍게 올려놓는다.
- 그 외에도 편안하고 자연스럽게 두어도 무방하다.

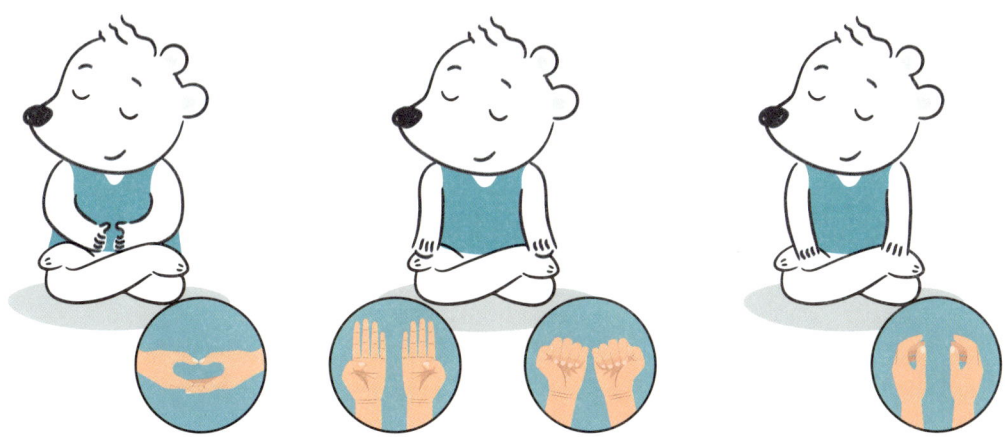

손의 갈무리법_선정인, 금강인, 편안한자세

허리와 머리 갈무리법
- 방석 위나 의자에 편안하게 앉은 후 정수리 부분을 위로 약 1센티미터 정도 밀어 올린다.
- 척추 전체가 부드럽게 펴지고 턱이 약간 당겨진다.
- 주의할 점은 허리를 곧게 펴기 위해서 몸의 특정 부위를 너무 긴장시키면 안 된다.

혀의 갈무리법
- 어떤 자세에서든 혀끝을 입천정(윗니의 뿌리부분)에 가볍게 붙인다.
- 위 아래 어금니는 서로 닿은 듯 안 닿은 듯 유지한다.(편안하게 이완)

눈의 갈무리법
- 눈은 떠도 좋고 감아도 좋다.
- 눈을 감을 때는 가볍게 감는다
- 눈을 뜰 때는 반개(半開) 상태를 유지하는 것이 가장 좋다.
- 반개의 눈을 위해 두 눈을 감고 안구를 이완해서 편안하게 한다.
- 눈을 뜨되 느낌이 충분히 이완되어 편안하게 한나.(半開)
- 명상 중 졸음이 오면 반개의 눈을 풀고 정면을 응시하다가
  졸음이 가시면 다시 반개를 한다.

프롬나드(Promenade)

러시아의 작곡가 무소르그스키의 작품 <전람회의 그림>이라는 작품에서 다음 그림으로 옮겨가는 과정에 삽입된 <프롬나드>가 다음 그림에 대한 호기심과 기대를 그려내듯이 "지혜여행"에서의 프롬나드 또한 다음 과정으로 옮겨가는 과정에서 쉼과 기다림을 만들어가는 프로그램이라고 할 수 있다.

내 몸에 집중하고, 호흡을 살피는 가장 기초적인 단계로 몸풀기/마음 가다듬기 라고 생각하면 된다.

<방법 1>
1. 자리에서 일어나 천천히 걷는다.
    (3분: 안내자의 속도에 맞춰서 천천히)
2. 조금 더 빠른 속도로 걷는다.(3분: 안내자와 함께)
3. 자신의 호흡 속도를 조절하면서 각자 자신의 편안한 속도로 걷는다.
    (5분: 안내자는 빠진다.)
4. 각자 자신의 자리에 서서 가만히 호흡을 정돈해 본다.(안내자는 참가자들 가운데에 자리한다.) 그런 다음 호흡을 들이마시며 오른손을 천천히 들어 올린다. 손끝을 응시하면서 손끝의 공기를 느껴보시길 바란다. 들어올린 손을 호흡을 뱉으며 천천히 내린다. 이젠 왼손을 오른손과 같은 방법으로 반복한다. 이 동작을 7회 반복해 본다.(10분)
5. 손을 조금 더 크게 움직여 본다. 오른손을 단전에 두고 손바닥은 편 채로, 가슴 앞을 지나 머리위로 원을 그리고 다시 단전에 둔다.
    이 동작을 5회 실시한다.(3분) 왼손도 함께(3분)
6. 두 손을 합장한 채로 머리 위로, 그리고 크게 원을 밖으로 그리면서 다시 가슴 앞으로 합장한 채 모은다, 시선은 정면으로 하고 의념으로 손을 따라간다.

이 동작을 10회 반복한다.(5분)
7. 자리에 앉아서 다리를 펴고 안정을 취한다.
   (10분정도 휴식을 취합니다.)

<방법 2>
1. 이 전 시간에 마음이 어떠했는지 3분을 넘지 않도록 자신의 마음을 살피면서 나누기를 한다.(전체 얘기에 반응은 하지 않는다)
2. 함께 나눈 마음을 잘 간직하고 다시 나눌 시간을 갖도록 한다.
3. 앉은 상태에서 명상을 시작한다.

<안내멘트>
1) 오늘 아침부터 지금 이 자리에 오기까지의 동선을 천천히 따라가 보시겠습니다.
2) 동선 중에 특히 마음이 머무는 공간이나 시간을 하나 정해서 머물러 보시길 바랍니다.
3) 시 공간에서의 마음이 보이시는지요.
4) 마음을 잘 다뤄서 의념으로 자신의 손바닥에 올려놓아 보시지요.
5) 마음이 여전한가요...
6) 마음을 잘 토닥이고...
7) 다른 마음도 보이시는지요? 반복해서 보이는 마음들을 하나하나 의념으로
   손바닥에 올려 놓으시고 잘 토닥여서 흘려 보내봅니다.

셀프체크와 피드벡

　주변을 둘러보며 자신의 시야에 들어오는 것에 마음을 두고 천천히 시선을 옮겨본다. 시선이 머무는 곳에 잠시 멈춰 공기와 그 흐름에 맞춰 움직이는 자신의 심박동과 호흡을 느껴본다.

　이제 지혜 여행을 떠나보자.

[Check-out]

K(nown) 알았던 것	
L(earn) 새로 배운 것	
W(hat to do) 실행 계획	
N(ow) 지금 마음	

MEMO

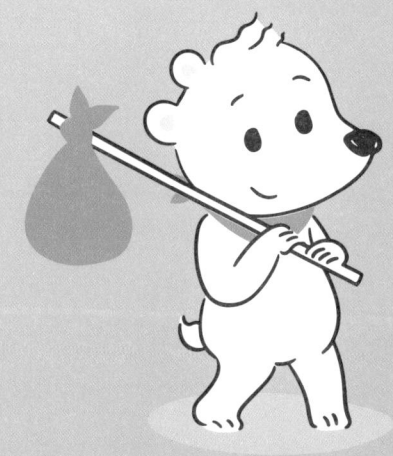

01

마음을
어디에 두고 출발할까요?

두기(Attention) : 집중

01 | **마음을 어디에 두고 출발할까요?**
　　　두기(Attention) : 집중

[Check-in]

Done 어떤 활동을 했나	
Mind 활동에 대한 느낌	
Question 질문	

(1) 목표

첫 번째 단계의 목표는 집중력을 높이는 것이다.

먼저 집중에 대한 얘기를 해보자. 집중은 명상에서 매우 중요한 심리적 자산이라고 할 수 있다. 그래서 집중을 통해서 매 순간 심리적 자산이 쌓여간다. 또한, 집중은 안, 밖 그리고 하나에 밀착하는지 떨어져서 조망하는지에 따라 나눌 수 있는데, 하나에 집중하면 몰입이고(이 부분에 대해선 심리학적 배경에서 살펴볼 것이다), 떨어져서 전체를 보면 "깨어있음"의 집중이라고 할 수 있다. 첫 단계에서 관심을 두는 부분은 "깨어있음"의 집중이다. 집중하는 동안 몸의 감각과 마음의 감각을 조금 더 섬세하게 살필 수 있어야 한다.

(2) 기대효과

몸과 마음의 감각을 섬세하게 살피는 과정에서 집중이 이루어지고, 집중이 되면서 마음이 느껴지게 되는데 이것이 마음 공간이다. 마음 공간이 형성되면 여유를 갖게 되면서 마음이 맑고 차분하고 가벼워진다. 그래서 미세한 감각까지 경험할 수 있는 토대가 마련된다. 이런 상황에서 몸에 일어나는 여러 가지 감각을 자연스럽게 받아들여서 생각과 감각을 한 발자국 물러서서 바라볼 수 있다. 우리는 늘상 너무 쉽게 외부세계로 시선을 빼앗기곤 하는데 그런 마음을 내부로 돌리려는 연습으로 집중력을 증진시킬 수 있다. 명상의 준비 단계이다.

(3) 이론적 배경: 신념처, 심우

'지혜여행'에서 제시하는 명상의 단계는 불교의 "사념처관"을 배경으로 한다. 먼저 사념처관을 이해하기 위해 중아함경의 내용을 살펴 보자.

부처님께서 제자들에게 말씀하셨다.

"중생의 마음을 청정케 하고 걱정과 두려움에서 건지며, 고뇌와 슬픔을 없애고 바른 법을 얻게 하는 가르침이 있으니 곧 '사념처(四念處)'이다.

첫째, 어떤 것이 몸을 관찰하는 법인가. (신념처관 身念處觀)
이 몸은 지·수·화·풍(地水火風) 네 가지 요소가 한데 어울려 된 것임을 밝게 보아야 한다. 언제라도 이 몸도 변하고 흩어지고 말거라고 관찰한다면 허망한 경계에 집착하지 않게 될 것이다.

둘째, 몸과 마음이 느끼는 작용을 어떻게 관찰할 것인가. (수념처관 受念處觀)
괴로움, 즐거움, 괴롭지도 즐겁지도 않음을 느끼는 것은 그 때마다 그런 줄을 알아야 한다. 느낌은 순간순간 변해서 고정된 괴로움이나 즐거움, 고정된 불고(不苦), 불락(不樂)이 없음을 알아 어떤 것에도 집착하지 않는다.

셋째, 어떤 것이 마음을 관찰하는 법인가. (심념처관 心念處觀)
마음에 탐심이 일어나면 '이것이 탐심이다'라고 깨달아야 하며, 탐심을 버리면 버린 줄 알아야 한다. 이와 같이 느끼는 마음의 일어남과 사라짐을 관(觀)하여 눈앞에 대하듯 하면 세상의 모든 집착과 번뇌를 놓아버리게 된다.

넷째, 어떤 것이 법을 관찰하는 법인가. (법념처관 法念處觀)
탐욕이 일어났을 때는 없어진 것으로 관하며, 이미 없어진 것은 앞으로 일어나지 않을 것으로 관찰하는 것이다.

이와같이 성내는 마음, 산란한 마음 등을 안팎으로 관하고 일어나고 사라지는 것을 관하여 그것이 눈앞에 뚜렷하게 드러날 때 세상의 모든 집착을 버리게 된다. 이 사념처관은 중생의 마음을 청정히 하고 걱정과 두려움에서 건져내며, 고뇌와 슬픔을 없애고 바른 법을 얻게 하는 유일한 길이다."

《중아함경, 염처경》

집중의 단계에서는 사념처관의 첫 번째 단계인 몸에 대한 관찰로 시작한다. 몸에 대한 관찰을 하기 위하여 먼저 제시되는 것이 호흡관이다. 호흡관이란 말 그대로 호흡을 관찰하는 것이다. 요가나 기공의 호흡법과 달리 호흡을 조절하거나 통제하지 않고 다만 호흡이 들어오고 나가는 것을 있는 그대로 관찰한다. 호흡관을 꾸준히 하면 몸과 마음의 상태에 대해 예리하게 관찰할 수 있는 힘이 생긴다. 이것이 집중력이다. 자신의 몸이나 마음의 상태에 대해 관찰할 수 있는 힘이 생겨야 비로소 지혜여행의 다음 단계를 행할 수 있다.

다른 한편으로는 마음을 소에 비유해서 마음공부의 단계를 설명하는 심우도로 보았을 때 이 단계는 '심우'에 해당된다. 별 생각 없이 환경이나 자극에 이끌려 살다가 '더 이상 헤매지 않고 나의 삶을 살아야겠다.' 작정하고 마음에 관심을 가지는 단계다. 잃어버린 소를 찾아 나서는 것이다. 그냥 습관대로 살던 삶에서 호흡관으로 자신을 살피는 방식으로 전환이 일어난다.

(4) 심리적 배경

집중은 전환(transition)과 몰입(flow)의 반복이라고 한다. 다시 말하면 산란한 마음을 빠르게 해야 할 것에 전환시켜 몰입할 수 있다면 질 좋은 집중을 만들어 낼 수 있다.

긍정심리학의 대가이고 몰입 연구의 창시자인 칙센트미하이는 몰입했을 때의 느낌을 '물 흐르는 것처럼 편안한 느낌', '하늘을 날아가는 자유로운 느낌'이라고 했다. 일단 몰입을 하면, 몇 시간이 한순간처럼 짧게 느껴지는 시간 개념의 초월 현상이 일어나고(질적 시간), 자신이 몰입하는 대상이 더 자세하고 뚜렷하게 보이며, 몰입대상과 하나가 된 듯한 일체감을 가지며 자아에 대한 의식이 사라진다고 한다.

"두기-집중"은 이러한 몰입으로 안내하는 시작 단계이다.

(5) 호흡명상

들숨 날숨이 길고 짧은 것을 아는, 다시 말하면 숨의 들고나는 시간을 아는 단계이다.
→ (숫자세기. 만약 들숨날숨을 고요한 상태에서 분명하게 지켜볼 수 있다면, 굳이 숫자를 셀 필요가 없음)

- 한번 숨을 들이쉬고 내쉬면서, '하나'
- 다음 숨을 들이쉬고 내쉬면서, '둘'
- 그 다음 숨을 들이쉬고 내쉬면서, '셋' ……

이와 같이 해서 여덟까지 센다. 그리고 역순으로 다시 헤아린다. 이것을 계속 반복한다.

> ☞ 숫자를 세기 전 또는 중간에 '내가 오로지 여기에만 마음을 집중하리라',
> '움직임을 고요히 하리라', '호흡을 고요히 하리라'라고 단단하게 마음을 먹으면서 결의한다.
> 처음 1번으로 족하고 많이 하면 산란함이 온다.

→ 감각알기-숫자세기를 대체하여 진행할 수 있다.

(6) 걷기명상

- 동작에 맞춰 명칭을 붙이며 진행한다. 처음에는 한 두 동작에 맞춰 명칭을 붙이다가 점점 동작을 세분화하여 명칭을 붙인다.
  → '왼발, 오른발'에서 '듦, 나감, 닿음'등으로 점점 세분화한다. (듦, 밈, 놈)
- 각자 자기의 방식대로 걷는다.
- 다만, 몸의 힘이 어디에 들어갔는지를 유념해보면서 가볍게 호흡에 맞추며 걷다가 안내자의 종소리에 맞춰 가볍게 자리에 앉는다. (단, 소리가 나지 않도록 주의를 기울인다)

(7) 심리 프로그램

<방법 1 : 2인 1조 인터뷰>
- 함께 얘기를 나누고 싶은 사람 혹은 옆에 있는 사람과 짝을 이루어 인터뷰를 진행한다.
- 다른 참가자에게 말소리가 방해되지 않게 유념하면서 인터뷰를 진행한다.

- 상대 질문과 겹치지 않게 질문한다.
- 수업 중에 얘기한 것 이외의 주제는 다루지 않는다

<방법 2 : 주제 제시>
→ 주제를 안내자가 제시하는 방법(상황에 맞춰서)
- 주어진 주제로 각자 3분을 넘기지 않게 이야기를 나눈다.
- 내 파트너의 얘기에 집중하면서 귀담아 듣는다.

<방법 3 : 자유 주제>
→ 자유주제로 진행한다.
- 주어진 주제로 각자 3분을 넘기지 않게 이야기를 나눈다.
- 내 파트너의 얘기에 집중하면서 귀담아 듣는다.

콕 짚어보기

정글에서 길을 잃었을 때 탈출하는 방법은 무엇일까? 어떤 방법으로 그 곳을 벗어날까? 방향을 정해야 할 것이다. 더 깊은 곳으로 가지 않기 위해선. 마찬가지로 집중과 몰입은 개개인에 따라 그 정도는 다르다. 우리는 경쟁에 익숙해진 환경에 놓여 있기에 옆 사람을 의식하거나 자신의 집중도나 타인의 집중도를 평가하려 들것이다. 이 단계에서는 자신에게 집중하는 것이 가장 중요하며. 자신에게 일어나는 어떤 것도 평가하거나 분별하지 말고 오로지 "있는 그대로"에 머무르며. "솔직"하게 자신을 인정할 줄 아는 "용기"만 있다면 물 흐르듯 자연스럽게 다음 단계로 나아갈 것이다.

셀프체크와 피드백

- 집중을 잘 하려고 무리하지 않았나?
- 호흡에 집중이 잘 되었는가?

활동 돌아보기

	전혀 아니다	아주 아니다	약간 아니다	보통 이다	약간 그렇다	아주 그렇다	온전히 그렇다
1. 지금 마음이 편안하다.	○	○	○	○	○	○	○
2. 움직일 때 몸의 느낌이 생생했다.	○	○	○	○	○	○	○
3. 움직일 때 의식이 몸에 집중되었다.	○	○	○	○	○	○	○
4. 움직일 때 집중이 유지되었다.	○	○	○	○	○	○	○
5. 움직일 때 호흡을 의식했다.	○	○	○	○	○	○	○
6. 앉아 있을 때 몸의 느낌이 생생했다.	○	○	○	○	○	○	○
7. 앉아 있을 때 의식이 몸에 집중되었다.	○	○	○	○	○	○	○
8. 앉아 있을 때 집중이 유지되었다.	○	○	○	○	○	○	○
9. 앉아 있을 때 호흡을 의식했다.	○	○	○	○	○	○	○
10. 활동에 전체적으로 만족감을 느낀다.	○	○	○	○	○	○	○

[Check-out]

K(nown) 알았던 것	
L(earn) 새로 배운 것	
W(hat to do) 실행 계획	
N(ow) 지금 마음	

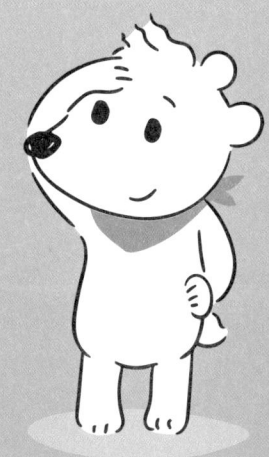

02

숨이 보이나요?

보기(Holding with Watching) : 바라보기

02 | **숨이 보이나요?**
보기(Holding with Watching) : 바라보기

[Check-in]

Done 어떤 활동을 했나	
Mind 활동에 대한 느낌	
Question 질문	

(1) 목표

두 번째 단계의 목표는 호흡과 몸 감각의 예리한 알아차림을 통해 집중상태를 유지하는 것이다. 명상은 삶의 가치와 행복을 위해 매우 유용한 도구이다. 가치롭고 행복하게 살려면 마음의 여유와 명료함이 반드시 필요하다. 마음이 여유롭고 명료하려면 매순간 일어나는 생각이나 감정 등에 초연할 수 있어야 한다. 생각이나 감정에 초연하기 위해서는 그것들의 상태와 움직임을 예리하게 알아차리는 것이 필요하다. 하지만 마음에서 일어나는 생각이나 감정을 있는 그대로 알아차린다는 것은 쉬운 일이 아니다. 매우 섬세하고 분명한 집중이 필요하다. 바라보기는 대상에 대한 섬세하고 예리한 집중을 더 심화시키는 단계이다. 잘 연습된 집중의 힘과 습관을 갖추어야 대상에 대한 심화된 알아차림과 명상으로 나아갈 수 있다.

(2) 기대효과

이 단계에서 집중상태의 질과 시간을 충분히 확보할 수 있는 힘을 키우게 된다. 누구나 순간적인 집중은 가능하다. 다만 '어느 정도의 순수한 집중인가, 어느 정도를 유지할 수 있는가'가 중요하다.

대상을 명료하게 알아차림을 통해 순수한 집중상태를 유지할 수 있다. 충분한 집중 연습으로 향후 '순수한 집중의 상태'를 원하는 시간만큼 유지할 수 있는 힘을 갖게 된다.

(3) 이론적 배경: 신념처, 견적

이 단계는 사념처 중 신념처에 해당한다. 호흡을 더 세밀하게 관찰하면서 호흡의 감각을 느끼고 바라본다.

대상을 놓치지 않고 바라본다는 것, 즉 집중한다는 것은 마음으로 마음의 흔적 한 가지를 집요하게 쫓는 것이다. 마음의 흔적이란 집중할 대상을 뜻한다. 눈 쌓인 길에 어지럽게 찍혀 있는 발자국 중에서 하나를 선택해 놓치지 않고 따라가다 보면 결국 그 발자국의 주인을 만나게 되는 것처럼, 대상을 놓치지 않고 바라보게 되면 자연스럽게 명상의 본류에 들게 된다. 심우도에서 견적에 해당된다.

(4) 심리적 배경

마음이 대상에 잘 집중되어 있다는 것은 마음이 '지금-여기'에 깨어 있다는 것이다. 집중 상태가 유지되려면 마음이 지금-여기에 머물러 있어야 한다. 집중을 유지하지 못하면 마치 잠을 자며 꿈속을 헤매는 것처럼 깨어있으면서도 이런 저런 생각이나 감정에 마음이 끌려 다닌다. 꿈속을 헤매다 잠에서 깨어나면 꿈이 사라지듯, 마음 또한 갖가지 생각이나 감정에 휘둘리다가도 대상을 직시하고 바라보기 시작하면, 전환이 일어나 몰입이 심화되어 생각이나 감정이 사라진다. 이것을 마음이 '깨어난다'고 한다. 이처럼 대상에 집중하면 생각이나 감정에서 벗어나고, 지금-여기에 '존재'로서 머무르게 된다.

(5) 호흡명상

전 단계가 호흡에 집중하는 나 자신 즉, 지금 내가 무엇을 하고 있는가를 자각하는 단계라면 이 단계는 본격적으로 호흡의 감각을 주시하고 밀착하는 단계이다. 호흡이 들고 날 때 일어나는 감각을 시작부터 끝까지 느끼는 것이다.

* 호흡 집중법

모든 호흡은 들숨과 날숨으로 구성된다.
들숨과 날숨의 사이에는 길든 짧든 호흡의 공백 상태가 있다.
들숨과 날숨은 시작점, 진행(중간), 끝점이 있다.
이 단계에서는 마음을 들숨과 날숨의 모든 과정에 집중해서 분명하게 알아차린다.

<1단계 : 기초>

명상을 처음하는 사람의 특징은 알아차리는 마음의 힘이 약하고 숨이 짧다는 것이다. 호흡 집중법은 본래 자연호흡을 관찰하는 것이지만 처음하는 사람은 의도적으로 평소보다 호흡을 길게 유지하면서 집중하는 방법을 쓴다.

<방법>
- 배의 움직임을 통해 호흡의 들어옴과 나감을 관찰하기 위해 마음을 배에 가볍게 집중해서 현재의 배의 상태(감각)를 알아차린다.
- 숨을 마시기 시작하면서 배가 부풀어 오르기 시작하는 것을 느낀다.
- 숨이 들어오면서 배가 점차 부풀어 오르는 감각을 느낀다.
- 숨이 다 들어오고 배의 부풀어 오름이 멈춘 상태를 느낀다.(호흡의 부재)
- 숨을 내쉬기 시작하면서 배가 꺼지기 시작하는 순간의 감각을 느낀다.
- 숨을 계속 내쉬면서 배가 꺼져가는 감각을 느낀다.
- 숨이 다 나와서 배의 꺼짐이 멈춘 상태를 느낀다.(호흡의 부재)
- 이처럼 숨이 들어오기 시작함, 숨이 들어옴, 숨이 다 들어옴, 멈춤, 숨이 나가기 시작함, 숨이 나감, 숨이 다 나감, 멈춤 등의 전 과정을 배의 감각을 통해 알아차리는 것을 반복한다.
- 날숨에서는 숨이 나감과 함께 몸과 마음의 긴장도 함께 빠져나가는 것을 느껴본다.

<2단계 : 본명상>

호흡의 감각을 알아차리는 요령이 익숙해지고 횡경막이 이완되어 자연스러운 호흡의 감각을 관찰할 수 있는 준비가 되면 의식적으로 숨을 길게 쉬지 않고 편안한 호흡을 하면서 진행한다.

<방법>
- 들숨의 시작점, 들숨의 진행, 들숨의 끝점, 날숨의 시작점, 날숨의 진행, 날숨의 끝점을 나누어 분명하게 알아차린다.

- 들숨 중에 일어나는 배의 부푸는 감각, 횡경막의 움직임 등
  배의 안과 밖에서 일어나는 감각을 분명하게 알아차린다.
- 날숨 중에 일어나는 배의 꺼지는 감각, 이완 되는 감각 등
  배의 안과 밖에서 일어나는 감각을 분명하게 알아차린다.
- 호흡 감각에 대한 알아차림이 분명해질수록 미세하고 다양한 감각들을 느끼게 된다.

☞ 호흡은 들숨, 공백, 날숨, 공백의 반복이다. 이러한 호흡의 전과정에서 일어나는 감각의 미세한 변화를 마음으로 집중해서 느끼는 것이 바라보기다. 집중과 알아차림의 힘이 약할 때는 호흡의 모든 감각을 느끼는 것이 쉽지 않다. 이 때는 의도적으로 들숨과 날숨을 약간 길게 쉬면서 길게 마시겠다, 길게 내쉬겠다는 의도와 함께 호흡의 감각의 변화를 느껴도 무방하다. 만약 마음이 계속 산만해서 호흡의 감각을 놓지는 것이 심할 때는 숨을 마시면서 '하나' 내쉬면서 '둘'과 같이 '하나, 둘'의 숫자를 붙여주다가 마음이 고요해지면 순수하게 호흡의 감각만 느껴간다. 일어나는 생각이나 감정은 어떤 것이든 일어남을 알아차리기만 하고 곧바로 마음을 호흡으로 돌려야한다.

(6) 걷기명상
바르게 서서 어디까지 걸을 것인지 정한다. 평소보다 천천히 걸으면서 발의 감각을 느낀다.

<방법>
→ 걸을 때는 당연히 발바닥의 감각이 가장 강하게 느껴질 것이다.
- 발을 내딛을 때, 뒤꿈치부터 가지런히 발바닥을 굴리듯 딛으면서 일어나는 감각을 느껴본다.
- 발바닥이 완전하게 바닥과 밀착됐을 때의 감각을 느낀다.
- 뒤의 발을 내딛기 위해서 바닥에서 뗄 때, 디딘 앞발의 감각을 느낀다.
- 걸을 때 일어나는 감각의 모든 변화과정을 알아차린다.
- 목적한 곳에 도달했다면 걸음을 멈추고 바르게 서서 순간의 몸과 마음의 상태를 느낀다.
- 걸을 때의 상태와 멈춤 때의 상태의 차이도 느껴본다.
- 뒤로 돌겠다는 의도를 가지고 천천히 뒤로 돌아 처음 왔던 곳으로 돌아갈 것을 정한다.
- 천천히 걸으면서 발바닥 감각의 변화를 느낀다.

두 발의 감각을 모두 알아차리는 것이 부담이 될 수도 있다. 이 때는 하나의 발을 정해서 그 발의 감각에만 집중해 보는 것도 좋다.

(7) 심리 프로그램
<방법 1 : 2인 1조 인터뷰의 심화>
1단계와 접근 방법은 비슷하다.

- 함께 얘기를 나누고 싶은 사람 혹은 옆에 있는 사람과 짝을 이루어 인터뷰를 진행한다.
- 다른 참가자에게 말소리가 방해되지 않게 유념하면서 인터뷰를 진행한다.
- 상대 질문과 겹치지 않게 질문한다.
- 수업 중에 얘기한 것 이외의 주제는 다루지 않는다.

<방법 2 : 주제 제시>
→ 주제를 제시한다.(지금 이 시간에 대하여)
- 파트너의 말을 귀담아 듣는다.
- 각자 3분을 넘지 않도록 유념하면서 대화를 진행한다.
- 파트너의 숨에 집중해본다.
  숨이 빠르거나, 거칠거나, 얕거나, 고르지 않거나 등을 유념하면서 듣는다.
- 파트너의 숨결을 포착한 만큼 파트너에게 표현해 본다.
- 파트너에게 들은 내용을 잘 요약해서 전체 마음나누기 시간에 소개한다.

콕 짚어보기

- 호흡과 발에 대한 집중 연습 시간은 처음에는 5분 정도만 한다. 처음부터 긴 시간을 하려 욕심내지 않는다. 5분 정도 집중하고 잠시 쉬었다가 다시 5분 정도 집중하기를 반복

하는 것이 좋다. 집중, 알아차림이 어떤 것인지 감이 잡히면 점차로 시간을 늘려간다.
- 집중을 너무 강하게 하는 것은 금물이다. 집중은 가볍고 선명할수록 좋다. 집중연습을 할수록 마음이 깨어나 선명하게 되는데 만약 집중을 강하게 하려고 애쓴다면 오히려 집중이 깨어지고 마음의 선명함도 느껴지지 않는다.
- 집중의 유지를 방해하는 생각이나 감정 등이 일어날 때는 다만 일어남을 알아차리면 된다. 그 생각이나 감정 등에 대해 일체의 판단을 하지 않고 즉시 마음을 호흡이나 발 등에 다시 가볍게 집중한다.

셀프체크와 피드백

- 오늘 하루 '나는 명상하는 사람'이라는 것을 몇 번이나 기억했나?
- 명상연습을 시작하기 전이나 마치고 난 후 명상의 동기를 기억했나?
- 집중을 놓쳤을 때, 즉시 마음을 대상에 되돌려(집중) 놓았나?

활동 돌아보기

	전혀 아니다	아주 아니다	약간 아니다	보통 이다	약간 그렇다	아주 그렇다	온전히 그렇다
1. 지금 마음이 편안하다.	○	○	○	○	○	○	○
2. 움직일 때 몸의 느낌이 생생했다.	○	○	○	○	○	○	○
3. 움직일 때 의식이 몸에 집중되었다.	○	○	○	○	○	○	○
4. 움직일 때 집중이 유지되었다.	○	○	○	○	○	○	○
5. 움직일 때 호흡을 의식했다.	○	○	○	○	○	○	○
6. 앉아 있을 때 몸의 느낌이 생생했다.	○	○	○	○	○	○	○
7. 앉아 있을 때 의식이 몸에 집중되었다.	○	○	○	○	○	○	○
8. 앉아 있을 때 집중이 유지되었다.	○	○	○	○	○	○	○
9. 앉아 있을 때 호흡을 의식했다.	○	○	○	○	○	○	○
10. 활동에 전체적으로 만족감을 느낀다.	○	○	○	○	○	○	○

[Check-out]

K(nown) 알았던 것	
L(earn) 새로 배운 것	
W(hat to do) 실행 계획	
N(ow) 지금 마음	

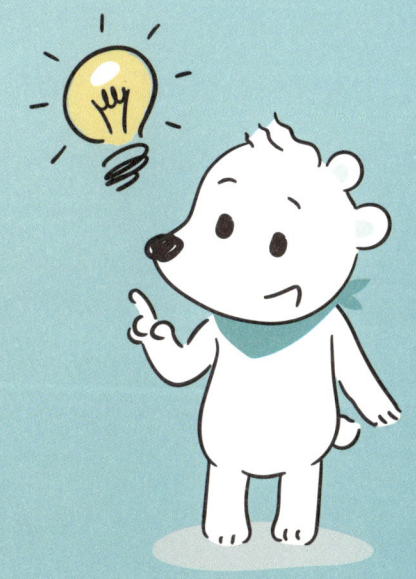

03

마음과 함께
몸의 감각도 보이나요?

알기(Sati) 1 : 알아차림

03 | 마음과 함께 몸의 감각도 보이나요?
알기(Sati) 1 : 알아차림

[Check-in]

Done 어떤 활동을 했나	
Mind 활동에 대한 느낌	
Question 질문	

(1) 목표

사띠 수행의 목표는 나에게 일어나는 물질적, 정신적 현상을 알아차리는 것이다. 그저 아는 것이 아니라 정확히 알아차린다. 그리고 잊지 않고 기억한다. 사띠 대상은 몸, 느낌, 마음, 나를 중심으로 한 모든 현상이다. 사띠 1은 몸과 느낌을 알아차리는 것으로 둔다. 몸과 몸의 활동에 수반되어 나타나는 느낌을 알아차리는 과정이다.

(2) 기대효과

물질적, 정신적 현상을 알아차리려면 항상 깨어 있어야 한다. 깨어 있다 함은 내 삶에 온전한 주인이 되어 살아간다는 말이다. 어느 한 순간의 삶이라도 방관하지 않고 그 중심에 나를 둘 수 있는 방법을 습관화하는 것이 사띠이다.

(3) 이론적 배경- 수념처, 견우

사띠 1은 사념처의 수념처에 해당된다. 몸에서 일어나는 감각에 집중해서 알아차린다. 심우도로 보면 견우 단계다. 비로소 소를 보았다. 이제 몸의 움직임과 느낌을 거친 수준에서라도 알게 된다. 호흡에 집중하며 그동안 알아차리지 못하고 흘려보냈던 것과 비로소 만나게 된다.

> 👁 사띠의 힘을 기르기 위해선 앞에서 수행한 집중과 보기가 필수다.
> 대상을 정확히 사띠하기 위하여 필수적인 것이 대상을 정확히 삽아내는 힘이다.
> '집중력'이라 하고 '사띠의 힘'이라고도 한다.

사띠 1: 사띠 1에서는 나에게 일어나는 물질적 현상을 정확히 알아차린다. 몸의 각 부분을 통해 알 수 있는 현상, 감각 등을 알아차리는 것이다. 더불어 어떤 행동을 하려 하는 의도도 사띠 1의 대상이다.

(4) 호흡명상

호흡명상은 호흡을 바라보는 것이다. 사띠 단계에서 호흡은 그저 바라보는 것이 아니라 확실히 알아차리는 것이다.

<방법 1 : 호흡을 통한 사띠 수행의 방법>
- 호흡이 길면 '길다'.
- 호흡이 짧으면 '짧다'.
- 호흡이 미세하면 '미세하다'.
- 호흡이 거칠면 '거칠다'.
- 호흡이 따뜻하면 '따뜻하다'.
- 호흡이 차가우면 '차갑다'.
- 호흡이 멈추면 '멈춘다'.
- 호흡이 시작되면 '시작된다'.
  로 알아차리는 것이다.

*이렇게 호흡을 보아 길고 짧음, 미세함, 거침, 따뜻함, 차가움, 시작과 멈춤 등을 아는 것으로 호흡을 통한 사띠 수행을 시작한다.

☞ 건물의 입구에 경비를 세워 그 건물에 드나드는 사람들을 점검하듯이 호흡의 통로에 한 점을 정해 그 점을 지나가는 모든 호흡을 알아차리는 방법이다. 알아차리는 대상은 동일하다. 다만 처음에 익숙하지 않을 때는 어느 한 요소만 나누어 알아차리는 것도 가능하다. 만약 호흡명상시 마음이 집중점을 잃어버렸을 경우 마음이 움직인 곳, 예를 들자면 통증이나 과거의 그리움과 후회, 미래에 대한 계획과 걱정 등을 알아차린 후에 원래의 집중점으로 돌아오는 것을 반복적으로 연습한다.

<방법 2 : 배의 움직임으로 호흡 알아차림>
- 호흡을 할 때 배의 움직임에 집중하여 알아차린다.
- 배가 점점 불러옴을 알아차린다.
- 배가 숨으로 가득 참을 알아차린다.

- 숨으로 가득찬 배의 모양을 알아차린다.
- 숨으로 가득찬 배의 느낌을 알아차린다.
- 점점 배의 숨이 밖으로 나감을 알아차린다.
- 배의 꺼짐 모양을 알아차린다.
- 꺼져가는 배의 느낌을 알아차린다.

*사띠명상의 자세
사띠명상은 일상생활 중 어느 때라도 가능할 수 있어야 한다. 이론적으로 제시하는 자세는 좌선, 입선, 행선, 와선 등 네 가지를 들 수 있다. 이 때에도 내가 취한 자세를 정확히 알아차려야 한다.

(5) 걷기 명상

걷기명상은 걸으면서 발의 움직임과 느낌을 알아차리는 명상방법이다.

<방법 1 : 걷기를 통한 사띠수행1 (발의 움직임과 느낌을 알아차리기-걷기1단계)>
- 걷기명상의 첫 동작은 걷기 시작할 곳에 서는 것부터이다.
- 내가 걷기를 하기 위해서 서 있음을 알아차리고 '섬' 또는 '서 있음'이라고 이름 붙여 알아차린다.
- 서있을 때 발바닥과 지면이 닿아 있는 느낌을 알아차린다.
- 다음 동작은 오른발, 왼발 관계없이 어느 발이 먼저 앞으로 나아가는 것이다.
- 나아갈 때 '걸으려고 함'으로 걸으려는 의도를 알아차린다.
- 오른 발이 앞으로 나아가면 '오른 발', 왼발은 '왼발'로 알아차린다.
- (방향전환, 멈춤)'멈추려고 함'으로 의도를 알아차리고 '멈춤'을 알아차린다.
- '돌려고 함'이라는 의도와 돎의 동작과 오른발, 왼발을 알아차린다.
- 다시 '섬'부터 시작한다.

*걷기명상 - 발의 느낌 알기
단단함과 부드러움 거침과 미끄러움, 무거움과 가벼움, 흐름과 엉김, 따뜻함과 차가움, 움직임과 버팀

<방법 2 : 걷기를 통한 사띠수행2 (걷기를 세분화하여 알아차리기 -걷기2 단계)>
- 걷기를 세분화 하는 것은 걸음 한 동작을 여럿으로 나누어 알아차리는 것이다.
- 한걸음을 걸을 때 발을 들고 나아가고 놓고의 동작이 이루어져야
  앞으로 걸을 수 있다.
- 한걸음에서 '듦'을 하고 '듦'을 알아차린다.
- 한걸음에서 '믺'을 하고 '믺'을 알아차린다.
- 한걸음에서 '놈'을 하고 '놈'을 알아차린다.
- 각 동작에서 발의 느낌과 동작의 의도를 알아차린다.

(6) 심리 프로그램

<방법 1 : 오늘 있던 일을 거꾸로 이야기해 보기>
- 잠시 눈을 감고 숨을 고른다.
- 이 순간부터 이전의 시간으로 거슬러 올라가면서 자신의 궤적을 거슬러 이야기 해봅니다.
- 천천히 아기 걸음마하듯 그 순간의 감각과 상황을 음미해 본다.
- 어느 순간은 잠시 머물러도 좋다.

<방법 2 : 시각장애 체험 (오감 중 시각을 차단한 상태에서 환경을 느껴보는 방법)>
- 2인1조로 짝을 짓는다.
- 부드러운 수건으로 한 명은 눈을 가리고 잡은 다른 한 사람은 짝의 눈이 되어준다.
- 말은 둘 다 하지 않는다.
- 오로지 몸으로 혹은 맞잡은 손으로만 소통한다.
  (일정한 구간을 정해서 돌아오도록 한다)
- 눈을 가린 사람은 시각을 제외한 모든 감각기관을 열고 감지되는 감각기관을 활짝 연다.
  (안내자는 혹시나 나의 짝이 두려워하는지 관심을 두고 살핀다.)
- 출발했던 곳으로 돌아오면 수건을 풀고 안내자와 감지된 감각과 느낀 감정을 공유한다.

<방법 3 : 혀의 움직임 보기>
- 음식을 먹을 때 입안에서 움직이는 혀의 움직임에 집중함.
- 혀의 기능을 잘 알 수 있을 정도로 혀의 움직임을 낱낱이 알아차리는 것을 목표로 시행.

콕 짚어보기

명상은 사띠와 함께 하는 것이다. '사띠를 한다'가 '명상을 한다'는 말과 같다고 여겨도 된다. 하지만 사띠는 기술적 측면이 강조된다. 그래서 혹자는 '사띠의 기술'이라는 말을 쓰기도 한다. 사띠는 마음이 마음한테 일을 시키는 것이다. 사띠를 잘 하려면 바른 마음가짐으로 긴장을 풀고 평안하고 단순하게 수행하는 것이 중요하다. 사띠(알아차림)의 기술 습득과 반복연습을 통해 명상을 완성해 가는 것이다. 그런 과정을 통해 내 안에서 일어나고 있는 정신적, 물질적 현상들을 객관화해서 보는 능력을 개발하는 것이 사띠 수행의 목적이고 지혜를 터득하는 지름길이다.

셀프체크와 피드백

- 나는 사띠수행을 하고 있다는 사실을 잊지 않았다.
- 사띠 수행을 통해 알아가는 것이 재미있다.
- 상대방이 말하기 전에 먼저 판단했다.
- 사띠수행은 원래 다 하던 거라 특별히 노력하지 않아도 된다고 생각한다.
- 일어나는 생각이나 감정에 대해 즉시적으로 알아차렸나?
- 생각이나 감정에 대해 좋다, 싫다 등의 판단을 한다.

활동 돌아보기

| | 전혀 아니다 | 아주 아니다 | 약간 아니다 | 보통 이다 | 약간 그렇다 | 아주 그렇다 | 온전히 그렇다 |

1. 지금 마음이 편안하다.
2. 움직일 때 몸의 느낌이 생생했다.
3. 움직일 때 의식이 몸에 집중되었다.
4. 움직일 때 집중이 유지되었다.
5. 움직일 때 호흡을 의식했다.
6. 앉아 있을 때 몸의 느낌이 생생했다.
7. 앉아 있을 때 의식이 몸에 집중되었다.
8. 앉아 있을 때 집중이 유지되었다.
9. 앉아 있을 때 호흡을 의식했다.
10. 활동에 전체적으로 만족감을 느낀다.

MEMO

[Check-out]

K(nown) 알았던 것	
L(earn) 새로 배운 것	
W(hat to do) 실행 계획	
N(ow) 지금 마음	

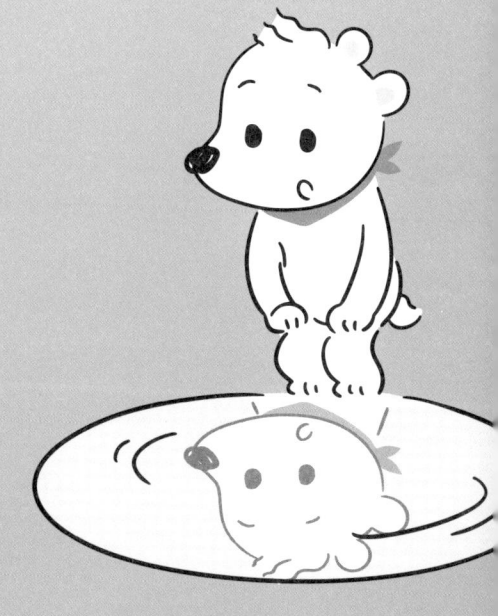

04

마음이 어루만져지는 듯해요

알기(Sati) 2 : 알아차림

04 | 마음이 어루만져지는 듯해요
알기(Sati) 2 : 알아차림

[Check-in]

Done 어떤 활동을 했나	
Mind 활동에 대한 느낌	
Question 질문	

(1) 목표

사띠 2의 목표는 사띠 1에서 알아차림과 수반되어 나타나는 마음과 그 마음의 움직임을 알아차리는 것이다. 알아차림 대상(집중대상)과 접촉하면서 일어나는 마음의 움직임을 놓치지 않고, 일어나면 일어나는 대로 사라지면 사라지는 대로 그대로 알아차리는 것이다. 마음이 마음을 알아차려야 한다.

(2) 기대효과

알아차림이 조금 더 세분화되고 정교해지면서 몸과 느낌의 알아차림과 수반되어 마음의 변화가 감지되면 그렇게 일어나는 마음을 객관적으로 보는 능력이 향상된다. 마음에서 일어나는 온갖 욕구와 희로애락을 스스로 객관화해서 관찰하는 능력이 생기면 그 마음을 따라가지 않는 능력도 동시에 생기게 된다.

(3) 이론적 배경

사띠 1에서는 주로 물질적 현상과 행동의 의도를 알아차리는 것을 강조하였다. 사띠 수행이 심화되어 물질적 현상을 알아차리는 것이 확실해 지면 그 물질적 현상에 수반되어 나타나는 정신적 현상을 알아차리는 것에 중점을 두어 수행한다. 즉 물질적 현상의 알아차림을 통해 이뤄지는 마음의 변화와 욕구, 감정 등의 마음을 알아차린다.

사띠 2에서는 조금 더 강한 사띠의 힘이 필요하다. 물질적 현상이나 의도는 거칠고 크기 때문에 사띠의 힘이 그리 강하지 않아도 쉽게 알아차리게 된다. 하지만 마음의 움직임과 욕구, 감정 등은 여러가지가 혼재되어 나타나고 순간에 복잡한 인과관계를 형성하기 때문에 그 순간을 포착하여 알아차리는 게 쉽지 않다. 사띠를 통해 그때그때 나타나는 마음의 변화와 욕구, 악의, 나태해짐, 후회, 흥분, 의심 등의 감정을 알아차린다. 그리고 모든 감각기관과 마음의 움직임을 통합적으로 알아차릴 수 있도록 연습한다.

예를 들자면 호흡을 통한 사띠 수행 시 졸음이 올수 있다. 단지 '졸음'이라고 알아차리는 것을 넘어 마음이 지루함이라거나 눕고 싶다는 욕망, 이런 방법이 과연 명상의 올바른 방법인가? 하는 의심 등등이 끊임없이 연달아 일어나는 일련의 상태와 과정을 알아차리는 것이다.

처음부터 그 모든 과정을 알아차리는 것은 아니기 때문에 자신이 알아차리는 만큼만 하되 사띠의 대상으로부터 분리되어서는 안 된다. 분리되지 않아야 알아차리는 내용이 풍부해 질 뿐 아니라 마음의 움직임이 분리된 것이 아니라 인과관계 속에 있다는 것도 깨닫게 되는 계기가 되기 때문이다.

(4) 호흡명상
<호흡을 통한 사띠 2 수행>
호흡명상의 집중점(코끝, 또는 배의 움직임)과 대상들이 접촉하면서 일어나는 마음의 움직임을 알아차린다. 예를 들자면 마음이 집중점을 떠나 다른 대상과 접촉했다면 그 대상의 종류에 따라 다른 마음이 일어난다. 좋은 마음도 나쁜 마음도 일어나고 좋지도 나쁘지도 않은 마음이 일어나기도 한다. 그리고 그 마음들을 보고 있으면 마음들이 더 커지다가 사라지기도 하는 것을 알아차린다. 그 때 좋은 마음이 일어나면 따라서 일어나는 '머무르고 싶은 마음(욕망)'과 나쁜 마음이 일어나면 '따라서 일어나는 피하고 싶은 마음(성냄)' 그리고 그런 마음들에 '끌려다니는 마음(어리석음)'도 알아차린다.

(5) 걷기명상
<걷기를 통한 사띠 2 수행>
- 발의 움직임에 따라 일어나는 마음을 알아차린다.
- 발의 느낌에 따라 일어나는 마음을 알아차린다.
- 발을 움직일 때의 의도에 따라 일어나는 마음을 알아차린다.
- 걷는 동안 일어나는 마음의 변화와 욕구, 감정을 알아차린다.

- 걸을 때 느껴지는 감각과 의도와 함께 일어나는 마음을 알아차린다.
- 모든 감각의 느낌에 따라서 일어나는 마음과 그 마음을 따라서 일어나는 마음(욕망, 게으름, 후회 등등)의 흐름을 알아차린다.

(6) 심리 프로그램

<방법 1 : 내 이야기(있던 일과 그 일로 일어난 마음) 상대방에게 들려주기>

<방법 2 : 주제 제시(내게 힘이 된 말)>
- 잠시 숨을 고르고 나 자신에 집중한다.
- 숨을 내쉬고 들이쉼을 찬찬히 하면서 내게 힘이 되어준 말을 떠올린다.
(질문자) *시간을 정해 제시한다.
- 힘이 되어준 말은 무엇인가?
- 누구에게 들은 말?
- 내게 어떤 영향을 주었나?
 (듣는이는 말하는 사람에게 가볍게 고개를 끄덕이며 반응하고, 깊게 듣도록 해본다. 말하는 이의 어조, 숨소리, 표정 등 세세하게 모니터링을 하고, 모니터링한 내용을 잘 정리해서 돌려준다)
- 모니터링해 준 내용을 들은 지금의 마음은 어떤가?
- 나의 얘기를 얼마나 귀담아 들어주었는지 나누어 본다.
 (역할을 바꾸어 진행해 본다.)

<방법 3 : 맑은 물 붓기 (집단 프로그램)>
준비물 : 투명한 컵, 대야보다 높은 컵 받침, 주전자 2, 먹물, 스포이트, 큰 대야, 촛불

- 대야 안에 컵 받침을 놓고 투명한 컵을 올려놓은 후 맑은 물을 충분히 따른다.
- 맑은 물을 대중에게 보이며 오염되지 않은 본래 마음상태라고 소개한다.

- 마음이 오염되는 상황들을 말하며 스포이트로 먹물을 오염될 때마다 한 방울씩 넣는다.
- 부정적인 감정(공포, 불안, 분노, 원망, 슬픔, 짜증, 시기, 질투 등)이 오염원이다.
- 설명을 마치고 먹물로 까맣게 된 상태를 보여 준다.
- 모두가 정성을 다해 까맣게 오염된 물을 다시 맑게하기 위해 맑은 물 붓기를 제안한다.
- 조명을 끄고 촛불만 밝힌 상태(어두운 조명)에서 시작한다.
- 돌아가며 컵에 맑은 물을 부으며 참회, 용서, 축원, 기도 등
  정성껏 기원하는 마음을 낸다.(입밖으로 말해도 되고 혼자 속으로 기원해도 좋다.)
- 모두가 맑은 물을 부은 후에 다시 조명을 켜고 물 상태를 확인한다.
- 소감나누기를 하고 마친다.

콕 짚어보기

집중과 보기, 알아차림의 수행은 스스로의 삶을 관조할 수 있는 힘을 준다.
인간의 고통은 오지 않은 미래의 걱정과 고칠 수 없는 과거에의 후회로부터 비롯된다. 사띠는 있는 그대로 현실을 보는 능력뿐 아니라 스스로 그 현실을 재단하거나 판단하는 오류를 줄일 수 있는 유력한 기술이다.

셀프체크와 피드백

- 감정을 감정 그대로 알았나?
- 마음이 편해지는 경험을 했다.
- 내 의도와 마음을 알게 되어 마음이 가벼워 짐을 느꼈다.

활동 돌아보기

| | 전혀 아니다 | 아주 아니다 | 약간 아니다 | 보통 이다 | 약간 그렇다 | 아주 그렇다 | 온전히 그렇다 |

1. 지금 마음이 편안하다.
2. 움직일 때 몸의 느낌이 생생했다.
3. 움직일 때 의식이 몸에 집중되었다.
4. 움직일 때 집중이 유지되었다.
5. 움직일 때 호흡을 의식했다.
6. 앉아 있을 때 몸의 느낌이 생생했다.
7. 앉아 있을 때 의식이 몸에 집중되었다.
8. 앉아 있을 때 집중이 유지되었다.
9. 앉아 있을 때 호흡을 의식했다.
10. 활동에 전체적으로 만족감을 느낀다.

MEMO

[Check-out]

K(nown) 알았던 것	
L(earn) 새로 배운 것	
W(hat to do) 실행 계획	
N(ow) 지금 마음	

MEMO

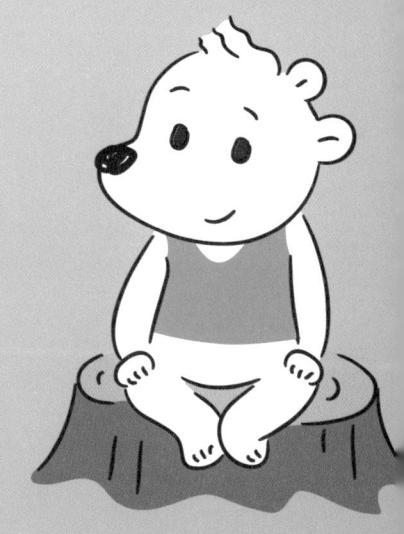

05

깨어있는 마음으로 찬찬히 살펴볼까요?

살피기(Research) : 관찰

05 | 깨어있는 마음으로 찬찬히 살펴볼까요?
살피기(Research) : 관찰

[Check-in]

Done 어떤 활동을 했나	
Mind 활동에 대한 느낌	
Question 질문	

(1) 목표

이 단계에서는 알아차림을 구체화하고 일상으로 확장한다. 그냥 보는 것과 자세히 살펴보는 것은 다르다. 마음 작용을 자세히 살펴 볼 때 비로소 애매했던 부분들이 뚜렷하게 보이기 시작한다. 정성을 다해 살펴봄으로써 마음이 일어나고 유지되고 사라지는 것을 구체적으로 생생하게 포착할 수 있게 된다. 또한 관찰이 일상화되면서 피로감이 사라지고 생기를 되찾게 됨에 따라 중단 없이 마음공부를 지속할 수 있다.

(2) 기대효과

관찰을 통해서 희미했던 윤곽이 뚜렷하고 생생하게 드러남에 따라 몇 가지 변화가 생긴다.

첫째, 집중력이 좋아진다. 좌선이나 걷기명상을 하면서 알아차리게 되는 것들에 의식을 집중하는 연습을 통해서 자세히 살펴보는 태도와 자세가 길러진다. 관찰대상에 의식을 집중하고 집중된 상태를 유지하는 능력이 개발된다.

둘째, 잡념이 사라진다. 집중이 되는 만큼 다른 자극에 마음을 뺏기지 않을 수 있다. 든든한 자물쇠로 닫힌 문이 잘 열리지 않는 것처럼 집중된 관찰을 유지하는 동안 잡념이 생기거나 마음이 산란해지는 일이 줄어들면서 잡념으로 소모되던 에너지가 회복된다. 잡념에 빠지던 에너지가 회복되어 관찰하는데 집중하는 만큼 생기를 되찾을 수 있다.

셋째, 마음공부에 흥미와 의욕이 생긴다. 대상이 뚜렷하게 포착되고 집중해서 관찰하는 힘이 길러지면서 이전에 그냥 흘러버렸던 자극들도 새롭게 다가온다. 새로움과 후련함에 기분이 좋아지면서 흥미와 의욕이 저절로 생기게 된다. 자발적인 의욕은 행동화되기 쉬우며 마음이 활기찬 상태를 유지하기 쉬워진다.

(3) 이론적 배경 - 심념처, 득우

이 단계는 사념처 가운데 심념처에 해당된다. 마음이 보이고 느껴진다.

관찰 단계는 심우도로 보자면 소를 얻는 단계로 볼 수 있다. 잃어버렸던 마음을 찾아 헤매다가 발견하고 쫓아가서 잡아 낸 것이다. 애써 되찾은 것이기에 다시 잃지 않으려 주의하게 된다. 확실하게 품에 넣은 것이라면 언제든 꺼내서 살펴 볼 수 있다. 마음작용이 뚜렷하게 보이고 실감나게 느껴지기 때문에 선명한 느낌을 따라 그대로 전진하면 된다.

잃어버렸다가 되찾은 마음은 아직 뜻대로 되지 않는다. 이곳저곳 헤매다가 상처를 입었을 수도 있다. 변질되어 낯선 부분이 있을 수도 있고, 이해되지 않는 상태에 빠져 있을 수도 있다. 그래서 되찾은 마음을 길들이는 다음 과정으로 이어져야 한다. 물론 마음을 길들이기 위해서라도 고삐는 잘 잡고 있어야하고, 이것이 정진이다.

마음은 쉬지 않고 변한다. 방심하면 곧 다시 잃어버리고 만다. 그래서 마음에 주의를 기울여야 한다. 쉼 없이 변덕을 부리는 마음을 단단히 붙잡고 살펴야 한다. 잠시도 가만히 있지 못하는 원숭이처럼 마구 날뛰는 마음을 살피는 일은 만만치 않다. 멈추지 못하는 마음의 성질을 잘 알고 늘 지켜볼 수 있게끔 정성을 쏟아야 한다. 마음을 살피는 일은 마치 연어가 거센 강물을 거슬러 올라가듯 정성을 다해야 한다.

(4) 심리적 배경

모르면 답답하고 알면 시원하다.

관찰은 관심을 가진 대상을 살피는 행위다. 자세하게 살피며 관찰하는 순간 마음은 집중이 되면서 의식이 깨어나고 주의가 유지된다. 뚜렷하게 관찰되는 현상들에 궁금증이 풀리며 마치 장막이 걷히듯 시원하고 후련한 느낌이 든다.

호기심은 알고자 하는 강한 에너지를 일으킨다. 호기심을 충족하는 구체적인 행위가 바로 관찰이다. 생각에 빠져드는 것이 아니라 있는 그대로를 관찰하면서 호기심을 현실적으로 만족시킬 수 있다. 생각에 빠지는 것은 자칫 관념의 감옥에 갇힐 위험이 있지만, 주의 깊게 살피는 관찰은 사실을 사실대로 확인할 수 있는 밑바탕이 된다. 선입견이나 고정관념은 현실이 아니라 생각 속에 있기 때문이다.

앞서 수행했던 집중과 바라보기, 그리고 알기를 통해서 선입견이나 고정관념을 떠나 있는 그대로를 살필 수 있는 준비가 되었다. 왜곡이나 착각에 빠지지 않고 있는 그대로 관찰하면 마음은 어둠에서 밝음으로, 무거움에서 가벼움으로, 흐림에서 맑음으로 상태가 변화되어 간다.

(5) 호흡명상

편안하게 이완한 상태에서 호흡에 의식을 집중한다. 집중이 잘 되지 않는다면 이전 단계에 했던 방식으로 호흡을 시도해 본다.

<호흡명상법>
- 몸의 이완됨을 천천히 관찰한다.
- 호흡에 마음을 함께 한다.
- 집중이 되면 마음이 일어나고 유지되고 사라져가는 현상을 마치 물속을 들여다보듯 자세히 관찰한다.(물론 관찰하면서도 호흡은 늘 의식해야 한다)
- 생각의 일어남과 사라짐을 관찰한다.
- 일어나는 생각들을 무시하지 말고 자세히 들여다본다.
- 생각을 애써 누르려 하지 않는다.
- 일어나면 일어나는 그대로 다만 관찰한다.
- 좋은 생각인지 나쁜 생각인지 판단하거나 평가하지 않는다.
- 그대로 두고 자세히 관찰하는데 집중한다.
  (마치 현미경을 들여다보듯 마음을 다해 자세하게 관찰하면 된다.)
- 생각과 함께 일어나는 감정이나 욕구가 있으면 이 또한 관찰한다.
- 작은 변화도 놓치지 않고 치밀하고 꼼꼼하게 관찰한다.

☞ 보통 감정이나 욕구가 일어나면 호흡에 변화가 생긴다. 숨이 거칠어지거나 빨라지거나 막히듯 끊기게 되면 이를 알아차리고 다시 고르게 쉬도록 애쓴다. 숨을 고르게 하면서 감정이나 욕구에 관심을 두고 자세히 들여다보면 된다. 마음을 관찰하면서 발견하게 되는 것에 계속 마음을 쓸 필요는 없다. 왜냐하면 잠시도 쉬지 않고 관찰할만한 대상이 생기기 때문이다. 알아차렸으면 그대로 두고 새롭게 일어나는 마음으로 관심을 옮겨가면 된다. 관찰하는 동안 호흡에 깨어 있어야 함은 물론이다.

(6) 걷기명상

마음을 살피며 관찰하는 이 단계에 와서는 앉아서 호흡에 집중하면서 하는 수행이나 걸으며 하는 수행이 크게 다르지 않다. 걷는 행위에 집중하면서 일어나는 마음을 살피는 방법이다. 이전 단계에서 이미 익힌 방법을 활용하면서 마음을 관찰하는 것이다.

<걷기명상법>
- 알기 단계처럼 모든 감각의 느낌에 따라서 일어나는 마음과
  그 마음을 따라서 일어나는 마음(욕망, 게으름, 후회 등등)의 흐름을 알아차린다.
- 마음을 알아차렸으면 이제부터는 굳이 마음에 집중하지 않고
  느껴지는 자극들을 그대로 두고 있는 그대로 살핀다.
- 호흡을 흩뜨리지 않고 천천히 걸으며 느껴지는 모든 자극에 마음을 열어 둔다.
- 자극과 반응을 그냥 그대로 온전히 느끼려 하면서 취사선택을 하지 않고 살핀다.
- 좋거나 싫은 마음이 일어나더라도 그냥 두고 살피기에 집중한다.

☞ 급류에 휩쓸렸을 때 구명줄을 꼭 잡듯이 걷기에 의식을 붙잡아 매어 두어야 한다. 걷는데 집중하면서 부딪히는 여러 자극들을 처리한다. 외부 자극에 반응하는 감각을 닫아 거는 것이 아니라 감각을 열어놓고 자극들을 관찰하는 것이다. 안 보고 안 듣는 것이 아니라 보이고 들리는 것을 관찰하되 휩쓸리지 말아야 한다.

(7) 심리 프로그램

<방법 : 역할 바꾸기(role reversal)>

관찰력을 기르는 좋은 방법으로 심리극에서 활용되는 역할 바꾸기를 권하고 싶다. 역할 바꾸기는 서로 상대의 역할을 해 보는 기법이다. 내가 네가 되고 네가 내가 된다.

상대방의 입장에서 보고 말하려면 객관적인 관찰을 할 줄 알아야 한다. 거기에 덧붙여 조망을 바꾸는 능력이 필요하다. 상대의 입장에서 보이는 내 모습을 마음으로 그릴 수 있어야 역할 바꾸기가 가능하다. 혼자서도 얼마든지 다른 입장이 되어보는 것은 가능하다. 하지만 역할 바꾸기로 상대의 입장을 연기해 보면 바로 검증이 가능하다는 장점이 있다.

선입견이나 고정관념에 갇혀 있으면 시야가 좁고 자기중심적인 관점에서 벗어날 수 없다. 더 심각한 것은 자신의 주관적인 관점이 객관적이고 보편적이라고 착각한다는 사실이다. 역할 바꾸기를 통해서 자신의 관점이나 입장을 상대화해보는 경험을 갖게 되면 비로소 이런 착각에서 깨어날 수 있다.

콕 짚어보기

'있는 그대로 보기'는 착각으로 인한 오해나 갈등을 해소하는데 꼭 필요하다. 자신의 안팎에서 벌어지고 있는 일들을 있는 그대로 볼 줄 알아야 상황에 알맞은 대응을 할 수 있다. 너무 멀거나 가까우면 잘 보이지 않는 것처럼, 관심을 가지지 않으면 안 보이기도 한다. 주의를 집중하고 관심을 가져야 비로소 눈에 들어온다. 마음 살피기는 중요한 자극을 제대로 인식하고 처리하기 위해 꼭 필요한 과정이다. 자신의 마음에서 벌어지고 있는 일에 관심을 가지지 못하면 습관이나 착각의 영향권을 벗어날 수 없다. 방심해서 놓치는 순간 사로잡히고 만다.

사로잡히는 순간 호흡이 순탄하게 되지 않는다. 호흡이 흐트러졌음을 자각하는 순간 '아! 살피기를 놓쳤구나!' 하고 바로 호흡을 가다듬으며 마음을 되돌려 두기, 보기, 알기를 거쳐 다시 살피기로 들어가면 된다. 취향이나 기호에 치우치지 않고 있는 그대로 볼 때 비로소 호흡은 원만하고 감각이 깨어나며 온전하게 지각할 수 있게 된다. 적적하면서도 성성해지는 것이다.

셀프체크와 피드백

- 마음이 일어나고 유지되고 사라지는 것이 보이는가?
- 호흡이 고르게 유지되는가?
- 관찰에 수반되는 감정이나 욕구는 없는가?
- 흥분되거나 가라앉거나 지치지는 않는가?
- 관찰을 방해하는 안팎의 요소들은 없는가?
- 심정의 변화가 잘 느껴지는가?

활동 돌아보기

	전혀 아니다	아주 아니다	약간 아니다	보통 이다	약간 그렇다	아주 그렇다	온전히 그렇다
1. 지금 마음이 편안하다.	○	○	○	○	○	○	○
2. 움직일 때 몸의 느낌이 생생했다.	○	○	○	○	○	○	○
3. 움직일 때 의식이 몸에 집중되었다.	○	○	○	○	○	○	○
4. 움직일 때 집중이 유지되었다.	○	○	○	○	○	○	○
5. 움직일 때 호흡을 의식했다.	○	○	○	○	○	○	○
6. 앉아 있을 때 몸의 느낌이 생생했다.	○	○	○	○	○	○	○
7. 앉아 있을 때 의식이 몸에 집중되었다.	○	○	○	○	○	○	○
8. 앉아 있을 때 집중이 유지되었다.	○	○	○	○	○	○	○
9. 앉아 있을 때 호흡을 의식했다.	○	○	○	○	○	○	○
10. 활동에 전체적으로 만족감을 느낀다.	○	○	○	○	○	○	○

[Check-out]

K(nown) 알았던 것	
L(earn) 새로 배운 것	
W(hat to do) 실행 계획	
N(ow) 지금 마음	

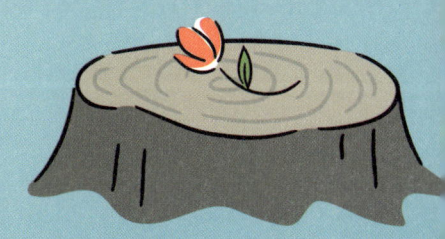

06

몸과 마음을 깨워
우주를 열어볼까요?

깨닫기(Mindfully wisdom) : 마음챙김

06 | 몸과 마음을 깨워 우주를 열어볼까요?
깨닫기(Mindfully wisdom) : 마음챙김

[Check-in]

Done 어떤 활동을 했나	
Mind 활동에 대한 느낌	
Question 질문	

(1) 목표

이 단계에서 나라고 할 만한 것이 없음을 알게 된다. 즉 무상무아를 깨닫는 것이다. 실상을 그대로 보고 지혜를 증득한다. 몸과 마음은 경험의 지배를 받기 쉽다. 학습되어진 습관이나 취향, 관점에 따라 현실을 지각하기 때문에 부분을 전체로 보거나 그릇된 정보를 기반으로 잘못 판단하거나 착각에 빠져서 실상을 알지 못하게 된다. 몸과 마음을 일깨워 있는 그대로의 실상을 볼 수 있어야 하겠다.

(2) 기대효과

자신의 관점이 상대적임을 알면 실상을 제대로 알고자 하는 의욕이 자연스럽게 생긴다. 한 가지 입장이나 관점을 절대화하는 순간 실상은 가려진다. 마음을 열고 있는 그대로 보려 애쓰는 가운데 실상이 드러난다. 상대적인 입장을 절대시해서 맹신할 때의 느낌과 실상을 있는 그대로 깨달았을 때의 느낌은 확연하게 다르다.

실상을 바로 보게 되면 온갖 의혹이 사라지며 마음이 안정된다. 수많은 입장 차이가 왜 생겼는지, 각자의 입장은 어떤 한계가 있고 쓸모가 있는지, 여여하게 한눈에 보이기 때문에 혼란이 사라지고 의식은 성성해진다. 보지 못하고 더듬어 아는 수준과 달리, 명확하게 보이는 것을 기반으로 두려움이나 불안 없이 사실을 사실대로 밝힐 수 있으며 서로 다른 입장들을 조정하고 화합시킬 수 있다.

무지나 집착에서 비롯되는 차별과 갈등의 본질을 꿰뚫어보기 때문에 갈등이나 다툼에 휘말리지 않고 오히려 해결할 수 있는 안목과 힘을 갖게 된다. 성성하게 깨어있음으로 해서 아주 민첩하고 정확하게 상황에 대처할 수 있으며, 의혹이나 의심 없이 확언히 알이 흔들림이 없는 적적한 마음이기에 혼란에 빠지거나 갈등에 휘말리지 않고 평온할 수 있다.

(3) 이론적 배경- 법념처, 목우~반본환원

이 단계는 사념처 가운데 법념처에 해당된다. 사물을 있는 그대로 보는 것이다.

마음챙김은 심우도로 보자면 소를 길들이는 단계부터 깊은 깨달음에 이르는 단계까지에 해당된다고 볼 수 있다. 잃었다가 다시 찾은 마음을 길들이는 과정이다. 오래 묵힌 밭에는 잡초만 무성하다. 잡초를 뽑고 땅을 갈고 퇴비를 주어야 작물을 기를 수 있다. 제멋대로 굳어버린 마음을 잘 가다듬어 길을 들여야 한다.

거칠어진 마음은 어디로 튈지, 어떤 사고를 칠지 모른다. 나아갈 때와 멈출 때를 구분하지 못하고 충돌사고를 일으킨다. 때를 알아 상황에 알맞게 작용하도록 길을 들여야 한다. 길을 들임에 따라 몸과 마음이 따로 놀던 것이 서로 조화를 이루게 된다. 좁은 시야로 고집을 부리면서 갈등하고 다투던 마음이 실상을 바로 보면서 화합하고 협동하는 모습으로 바뀐다.

인과법에는 오차가 없다. 작용에 따른 결과는 반드시 있기 마련이다. 바른 방법으로 꾸준히 정진하는 만큼 효과는 반드시 있다. 시야가 넓어지면서 차이를 수용하는 포용성이 커짐에 따라 마음에 담을 수 있는 영역이 확장된다. 작은 배는 쉽게 흔들리지만 큰 배는 웬만한 파도에도 흔들리지 않는다. 마음을 잘 챙기고 있으면 깜깜한 무지에서 벗어나 밝은 깨달음으로 향하게 된다.

> ☞ 무엇을 깨닫게 되는가? 무상·고·무아를 깨닫는다. 잠시도 쉬지 않고 변하기에 무상이고, 무상을 모르기에 안심하고 머물 수 없어서 괴롭다. 하지만 괴로움을 있는 그대로 보면 실체가 없다(무아). 무상·고·무아를 깨닫게 되면 온갖 속박에서 벗어나 자유롭고 안온해 진다.

(4) 심리적 배경

우물 안 개구리는 좁은 세계에서 산다. 우물 밖에도 세상이 있음을 모르기 때문이다. 자신이 아는 것 이상으로 역할을 하고 살아갈 수는 없다. 아는 만큼 삶이 펼쳐지는 법이다. 그래서 자신이 모르고 있음을 아는 것이 진정한 성장의 바탕이 된다. 모르는 줄 알아야 알려는 마음을 낼 수 있기 때문이다.

마음을 챙기는 것은 스스로 자신의 마음에 관심을 가지고 살피면서 지속적으로 에너지를 투자하는 행위다. 힘을 가하는 만큼 작용이 일어나기 마련이다. 관심을 두는 만큼 에너지가 집중되고 효과가 나타나는 법이다. 다른 것에 마음을 뺏기지 않고 오롯하게 마음에 집중하면서 살아갈 때 인생의 주체로 살아가는 길이 열린다.

☞ 타인이나 세상을 원망하고 탓하는 것은 자신의 삶을 좌우하는 힘이 외부에 있다고 믿기 때문이다. 스스로 자신의 삶을 책임지는 주체적인 삶이 가능하려면 자신의 삶을 움직이는 힘이 스스로에게 있음을 깨쳐야 한다. 마음을 잘 챙기고 있으면 결국 인과의 법칙을 여실하게 알 수 있게 된다. 아는 것이 힘이다. 아는 만큼 스스로 주인으로 살 수 있다.

(5) 호흡명상

호흡을 할 때 코나 배의 움직임에 마음을 붙들어 매고 오감과 정신을 단속하면서 머문다. 무상함을 관조하는 단계다. 호흡명상을 하면서 개념이나 관념을 활용하는 방법이다. 아래의 내용을 말로 하면서 살펴본다.

<호흡명상법>
- 하루 동안 보았던 모든 형상들이 지금 없음을 알아차리기
- 하루 동안 들었던 모든 소리들이 지금 없음을 알아차리기
- 하루 동안의 냄새들이 지금 없음을 알아차리기
- 하루 동안의 맛들이 지금 없음을 알아차리기
- 하루 동안의 감촉들이 지금 없음을 알아차리기
- 하루 동안 일어났던 생각들이 지금 없음을 알아차리기

☞ 이렇게 무상함을 알아차렸으면 자연스럽게 현재 가지고 있는 생각, 느낌, 기억들이 모두 불변하는 실체가 아님을 알게 된다. 괴로운 악몽에서 깨면 애초부터 괴로움 자체가 없었음을 알게 되듯이 자신을 속박하던 모든 것들이 실체가 없음(무아)을 체험으로 알게 되면서 온전한 자유로움을 맛보게 된다.

(6) 걷기명상
걸으면서 모든 실상이 스쳐 지나감을 자연스럽게 체험한다.

<걷기명상법>
- 걸으려는 의도를 가지고 발을 들어올리는 동작을 알아차린다.
- 앞으로 나아가려는 의도로 발을 앞으로 내미는 동작을 알아차린다.
- 발을 땅에 딛으며 느껴지는 발바닥의 압력이 순간적으로 지나가면서 연결되는 것을 알아차린다.
- 무상함을 알아차린다.
- 잠시도 머물지 않고 변해가는 현상을 그대로 지켜보면서 무상을 가슴에 새긴다.

☞ 무상을 새기면서 체험하고 있는 자신에게 관심을 집중한다. 오롯이 체험에 집중하다보면 몸이나 감각, 생각들이 자신의 전부가 아님을 알게 된다. 체험하는 실체가 따로 있지 않고 다만 체험하는 현상만 느낀다. 이렇게 나라고 믿었던 것들에서 해방되면서 무아를 체험하게 된다.

(7) 심리 프로그램
<방법 1 : 각본 분석>
- 각본분석지를 작성하면서 자신의 삶을 스캔한다. > 자신의 인생을 객관적으로 바라보고 실참을 하면서 깊은 휴식 여행을 떠나본다. > 여행에서 돌아와 "어떤 삶을 준비하고 있나"를 작성한다.

<방법 2 : 에고 그램>

- 에고 그램 그래프를 작성하면서 자신의 내면 역동을 살핀다. > 균형잡힌 삶을 살기 위해 줄일 부분과 늘릴 부분을 찾는다.

<방법 3 : OK 그램>

- 자신의 내면을 관찰하면서 그래프를 그린다. > 긍정적이고 만족스런 삶을 살기 위해 애써야 할 영역을 찾아 설계한다.

콕 짚어보기

현재 마음 상태를 살핀다. 무상과 무아를 염두에 두고 지금 마음에서 일어나고 있는 것들을 바라본다. 이전에 가졌던 마음은 어떻게 변했는지 살핀다. 끊임없이 변하는 현상을 있는 그대로 바라보는 가운데 무상과 무아가 실감나게 체험될 수 있게끔 한다. 과거와 현재와 미래를 이어가면서 일어나는 생각들의 변화를 지켜보면서 집착이 일어나지 않도록 한다.

촘촘하게 마음을 챙기고 있으면 잡념이 침투할 여지가 없다. 잡념으로 소모되는 에너지를 필요한 부분에 집중하면서 실상을 있는 그대로 볼 수 있는 힘을 얻게 된다. 마음을 챙기면 지혜가 개발되는 원리다. 지혜가 개발된다는 것은 풀고자 했던 문제에 답을 얻는 일이다. 마음을 챙김으로써 지혜를 얻는 것으로 자신의 삶을 스스로 이끌어가는 길을 걸어갈 수 있다.

셀프체크와 피드백

마음을 챙길 때 "지금 내 마음이 여여한가?"를 살핀다. 여여하다는 것은 깨어 있으면서도 흔들림이 없는 상태를 말한다. 자극을 인식하면 마음이 움직이기 마련이다. 그래서 깨어 있는 마음이 안정을 유지하는 것이 결코 쉽지 않다. 성성하면서도 적적할 수 있게끔 잘 챙겨야 한다. 점검하는 기준으로 다음과 같은 것들을 새겨 두자.

- 안정감이 느껴지는가?
- 무슨 일이 벌어지는지 그대로 느껴지는가?
- 혼란스럽거나 애매한 것은 없는가?
- 지금 이대로 만족스러운가?
- 혹시 있게 될 변화가 걱정되지는 않는가?

활동 돌아보기

	전혀 아니다	아주 아니다	약간 아니다	보통 이다	약간 그렇다	아주 그렇다	온전히 그렇다
1. 지금 마음이 편안하다.	○	○	○	○	○	○	○
2. 움직일 때 몸의 느낌이 생생했다.	○	○	○	○	○	○	○
3. 움직일 때 의식이 몸에 집중되었다.	○	○	○	○	○	○	○
4. 움직일 때 집중이 유지되었다.	○	○	○	○	○	○	○
5. 움직일 때 호흡을 의식했다.	○	○	○	○	○	○	○
6. 앉아 있을 때 몸의 느낌이 생생했다.	○	○	○	○	○	○	○
7. 앉아 있을 때 의식이 몸에 집중되었다.	○	○	○	○	○	○	○
8. 앉아 있을 때 집중이 유지되었다.	○	○	○	○	○	○	○
9. 앉아 있을 때 호흡을 의식했다.	○	○	○	○	○	○	○
10. 활동에 전체적으로 만족감을 느낀다.	○	○	○	○	○	○	○

[Check-out]

K(nown) 알았던 것	
L(earn) 새로 배운 것	
W(hat to do) 실행 계획	
N(ow) 지금 마음	

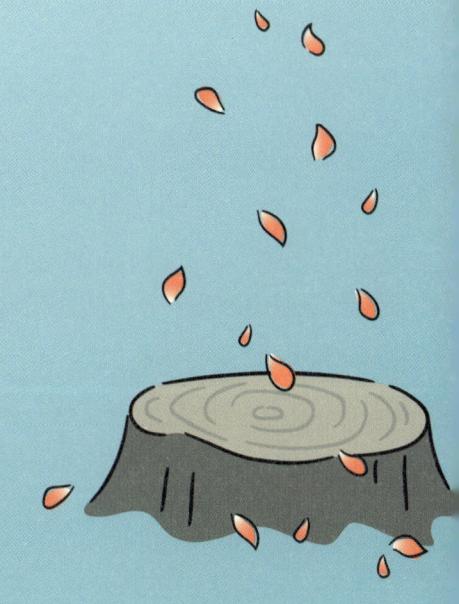

'나'의 행복에서 '우리'의 행복으로

자비명상

'나'의 행복에서 '우리'의 행복으로
자비명상

[Check-in]

Done 어떤 활동을 했나	
Mind 활동에 대한 느낌	
Question 질문	

자비명상은 명상이 나아갈 길이다. 명상을 통해 새롭게 알게 된 '나'라는 존재로 살면서 그 행복을 주변은 물론이고 사회에 널리 회향하는 것이다. 이를 통해 명상 수행자는 무상, 고, 무아에 대한 체험에서 오는 행복보다 훨씬 강렬하고 충만한 행복을 경험하게 된다. 또한 의식의 각성이 더욱 일상화 되면서 모든 존재에 대한 강렬한 연민을 느끼게 된다.

자비명상이 무르익는다면 마음이 완전히 열려서 자기 자신과 모든 생명과 사회를 넉넉히 수용할 수 있게 된다.

(1) 목표
- 자비명상의 방법과 일련의 과정을 숙달한다.
- 조건적인 사랑과 증오를 초월하는 방법을 익힌다.
- 명상을 통한 사회적 기여 방법과 실천하는 습관을 익힌다.
- 주체적으로 원만하게 관계를 맺는 기회를 스스로 만들어간다.
- 환경을 변화시킬 만큼의 긍정적인 삶의 태도를 갖춘다.
- 친절한 마음과 더불어 자신과 타인에 대한 공감능력을 체득한다.

(2) 기대효과
- 일상에서 강건한 존재감을 스스로 체득한다.
- 원만한 삶의 가치를 스스로 창조하고 체험한다.
- 자기 자신에 대해 마음이 열린다.
- 사회 전체에 마음이 열린다.
- 강렬한 연민과 이타심을 체험하고 실천한다.
- 명상의 동기와 이타심이 보리심으로 합일된다.

(3) 이론적 배경: 입전수수入廛垂手, 수연방광隨緣放曠

명상에서는 모든 생명에는 두 가지의 공통점이 있다고 한다. 모든 생명은 행복을 원하고 불행을 원치 않는다는 것이 그 하나이다. 또한 모든 생명은 예외 없이 각자의 신분과 상황에 따른 고통과 불행을 가지고 있다는 것이 그 둘이다. 그리고 모든 생명이 고통과 불행 속에 있는 한 결코 나 홀로의 행복도 가능하지 않다고 밝힌다. 왜냐하면 나라는 존재와 나의 삶이라고 하는 것은 실제로 모든 생명과 긴밀하게 연결되어 있기 때문이다.

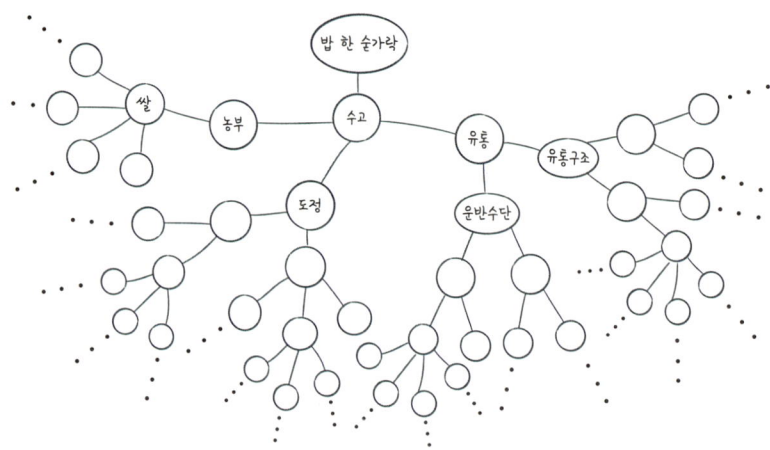

그런데 나를 살리고 나를 행복하게 해주는 존재들이 모두 고통과 불행 속에 있다면 어떻게 내가 행복할 수 있겠는가. 그래서 우리는 나의 행복을 도와주는 생명들의 행복을 도와야한다. 만약 내가 명상으로 행복을 느낀다면, 그만큼이라도 다른 생명의 행복을 도와야한다. 다른 생명의 행복을 돕는 그 자체가 결국 나의 행복을 성취하는 것이기 때문이다. 이것이 생명에 대한 연민과 이타심의 근거이고 명상의 궁극적 이념이다.

(4) 심리적 배경

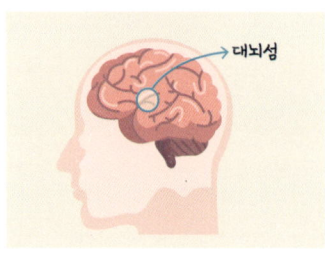

우리의 뇌에는 '대뇌섬(Insula)'이라는 부위가 있다. 이 부위는 '자기인식'에 반응하는 곳이다. 신체적, 정서적 자기 인식이 작동할 때 뇌에서는 이 대뇌섬이 반응한다. 그런데 대뇌섬은 자기인식에만 반응하는 것이 아니라 타인에 대한 인식에도 반응한다고 한다. 이것은 자기

인식 능력은 타인 인식 능력과 비례함을 뜻한다. 그래서 타인의 정서와 감정을 인식하고 공감하는 연습을 하면 나 자신의 인식능력도 비례해서 높아진다. 이 연습이 바로 자비명상이다. 자비명상은 행복감의 척도로 평가 받는 '정서지능'까지 높이는 것이다.

명상 심리학에서는 인간의 가장 행복한 상태를 '연민'의 상태라고 말한다. 명상에서는 연민을 '타인의 고통에 대한 염려와 그 고통이 사라지기를 열망하는 마음상태'라고 정의한다. 연민의 정서적 요소에는 타인에 대한 이해와 공감, 그리고 이타적 열망이 모두 들어있다. 이 열망은 연민의 크기에 비례하고 명상의 이념을 실천에 옮기는 강력한 동기를 부여한다. 이것을 '보리심'이라고 한다.

연민이 어떻게 명상에 영향을 미치게 될까. 내가 행복을 원하는 것처럼 타인도 행복을 원한다. 내가 고통을 피하고 싶은 것처럼 타인 또한 고통을 원하지 않는다. 나와 타인은 어떤 관계인가. 타인의 도움이 없이는 나의 삶도 영위할 수가 없다. 따라서 타인이라는 존재는 나에게 더없이 귀중한 존재인 것이다. 이런 정서적 흐름이 형성 된다면 우리는 그의 행복을 위해 '무엇을 해야 할까'를 생각하게 된다. 그리고 연민이 동기가 된 실천은 그 연민의 크기에 따라 초월적 힘을 발휘할 수가 있다.

어린 자식을 키우는 어머니가 있다. '여인'은 약하지만 '어머니'는 누구보다 강하다고 한다. 이러한 힘은 어디서 나오는 것일까. 자식에 대한 연민과 사랑이다. 사랑하는 자식을 위해서라면 어떠한 고통도 견디고 헤쳐 나가는 힘을 발휘한다. 명상을 할 때도 이와 같다. 단지 자신의 행복만을 위해서 명상을 한다면 도중에 힘든 상황이 몇 번만 생겨도 포기하고 말 것이다. 그러나 어머니가 연민하듯, 명상 수행자가 모든 생명의 고통에 대한 연민을 명상의 동기로 삼는다면 긴 시간 동안 결코 명상을 포기하지 않게 될 것이다. 이것을 보리심이라고 한다. 또한 그 과정에서 타인의 행복을 도우려는 마음과 실천이 수반될 것이고, 명상 수행자는 그만큼 사회의 행복이나 평화에 기여하는 삶을 살게 될 것이나. 그러므로 친질한 마음, 생명에 대한 연민을 키우는 일은 매우 중요한 일이고 그것을 위해 특화된 명상법이 자비명상이다.

자비명상은 순차적으로 진행한다. 이 명상을 통해서 우리는 '자기인식 능력과 타인에 대한 공감능력', '자신과 타인에 대한 친절한 마음', '바람직한 정신습관' 등을 성취할 수 있다.

<연습1- 자애심 연습>
준비: 호흡에 대한 알아차림으로 평온하고 맑은 마음 상태에서 3분간 마음을 쉼.

1> 스스로에게 친절한 마음으로
   - 내가 미움과 고통과 번민에서 벗어나기를... (3회 반복)
   - 내 안에 사랑과 자비가 가득하기를... (3회 반복)
   - 내가 행복하기를... (3회 반복)
    (약 1~2분간 쉼 : 위의 내용을 스스로에게 정성껏 기원한다.)

2> 먼저, 친밀하거나 좋은 감정을 가지고 있는 대상 다음으로,
   좋아하지도 싫어하지도 않는 대상을 향해 대상이 내 앞에 앉아있다고
   상상(이미지화)하고 대상을 향해 친절한 마음을 일으키거나, 대상의 고통을 떠올린 후
   - ㅇㅇㅇ도 나와 같이 몸을 가지고 있다.
   - ㅇㅇㅇ도 나와 같이 고통을 가지고 있다.
    (약 1분간 대상과 나의 공통점을 생각한다.)

   - ㅇㅇㅇ가 미움과 고통과 번민에서 벗어나기를... (3회 반복)
   - ㅇㅇㅇ가 세상의 모든 위험으로부터 벗어나기를... (3회 반복)
   - ㅇㅇㅇ가 언제나 평안하고 행복하기를... (3회 반복)
    (약 1~2분간의 쉼 : 위의 내용을 친절한 마음으로 대상을 향해 기원한다.)

3> 혐오감을 가지고 있는 대상을 향해 (* 어느 정도 익숙해진 상태에서 실행해야 함)
   대상이 내 앞에 앉아있다고 상상(이미지화)하고 대상을 향해
   친절한 마음을 일으키거나, 대상의 고통을 떠올린 후

- ㅇㅇㅇ도 나와 같이 몸을 가지고 있다.
- ㅇㅇㅇ도 나와 같이 고통을 가지고 있다.
  (약 1분간 대상과 나의 공통점을 생각한다)

- 나에게는 당신에 대한 미움이 사라졌습니다.
  당신에게서도 나에 대한 미움이 사라지기를... (3회 반복)
- 당신도 미움과 고통과 번민으로부터 벗어나기를... (3회 반복)
- 당신도 세상의 위험으로부터 벗어나 평안하고 행복하기를... (3회 반복)
  (약 1~2분간의 휴지 : 위의 내용을 친절한 마음으로 대상을 향해 기원한다.)

4> 특정한 대상에서 모든 생명으로 대상을 확장
  1단계 : 내가 속한 그룹과 지역의 사람들
  2단계 : 내가 속한 국가의 사람들
  3단계 : 지구촌의 사람들

- 이곳의 사람들도 나와 같이 행복을 원한다.
- 이곳의 사람들도 나와 같이 고통을 싫어한다.
  (약 1분간 위와 같이 모든 생명의 공통성을 생각한다.)

- 모두의 마음에서 시기와 질투와 번민이 사라지기를... (3회 반복)
- 전쟁과 질병, 분규와 불행이 다 사라지기를... (3회 반복)
- 모두에게 우애와 자비, 지혜가 충만해서 평화와 풍요를 누리게 되기를... (3회 반복)
  (약 1~2분간의 휴지 : 위의 내용을 친절한 마음으로 대상을 향해 기원한다.)

5> 우주의 모든 생명을 향해
  - 살아있는 모든 생명은 행복을 원힌다.
  - 살아있는 모든 생명은 불행을 원치 않는다.
    (약 1분간 위와 같이 모든 생명의 공통성을 생각한다)

- 몸을 가지고 있는 모든 생명이 미움과 고통과 번민에서 벗어나기를... (3회 반복)
- 몸을 가지고 있지 않은 모든 생명이 미움과 고통과 번민에서 벗어나기를... (3회 반복)
- 살아있는 모든 존재가 평안하고 행복하기를... (3회 반복)

6> 마무리
약 3분간 부드럽게 호흡에 집중해서 마음을 쉬고 연습을 마침.

<연습2 - 자비심 강화 : 시각화 훈련>

1> 마음 안정시키기
2분간 호흡을 통해 마음을 쉬게 하는 것에서 시작한다.

2> 자비심 강화
우리 내면의 자비심, 즉 사랑, 측은지심, 이타주의, 내면의 기쁨과 접속한다.
원한다면 몸 밖으로 뿜어져 나오는 자신의 자비심을 희미한 흰빛으로 시각화다.
(짧은 쉼)

들숨을 통해 자신의 모든 자비심을 심장으로 주입시켜라. 그리고 심장을 이용하여 그 자비심을 10배로 증대시킨다. 날숨을 통해서는 그 모든 자비심을 온 세상으로 내보내라. 원한다면 당신이 숨을 통해 이 풍부한 자비심을 상징하는 밝은 흰빛을 밖으로 내뿜고 있다고 시각화한다.
(2분 쉼)
이제 우리가 아는 모든 사람의 내면에 자리한 자비심과 접속하자. 우리가 아는 사람은 누구나 다 선량하며 얼마쯤의 자비심을 지니고 있다. 원한다면 그들의 몸 밖으로 뿜어져 나오는 자비심을 희미한 흰빛으로 시각화하라. 숨을 들이쉴 때는 그들의 모든 자비심을 당신의 심장 속으로 주입시켜라. (위의 과정을 반복한다.)
(2분 쉼)

세상 모든 사람의 내면에 있는 자비심과 접속하자. 모든 사람은 일말의 선량함 쯤은 지니고 있다. 원한다면 그들의 몸에서 뿜어져 나오는 자비심을 희미한 흰빛으로 시각화하라. 숨을 들이쉴 때는 그들의 모든 자비심을 당신의 심장 속으로 빨아들여라. (위의 과정을 반복한다.)
(2분 쉼)

3> 마무리
호흡을 통해 1분간 마음을 쉬게 하는 것으로 마무리한다.

<연습3 – 통렌명상(인고수해) 시각화 훈련>

1> 명상 전 이론공부
연민과 이타심을 키우려면 진득진득한 감정적 오물, 곧 분노, 두려움, 혼란, 심지어는 육체적 고통과 그 모두에 대한 우리의 저항을 정화해야 한다. 인고수해는 이 효과를 위해 만들어진 연습이며 호흡을 의식하는 데 중점을 둔다.

인고수해는 문자 그대로 하면 '주고 받는다'는 의미로 다른 사람의 아픔과 고통을 수용하고 그 대신 고통의 완화, 행복, 평화를 내주겠다는 의지를 표현한다. 우리는 이를 통해 변화를 유도할 수 있는 우리의 능력을 체험하게 된다.

들숨을 통해 부정적인 것을 흡수할 때 우리는 심장을 필터로 이용한다. 숨을 내쉴 때는 어두운 구름이 나의 심장을 통과하여 수용, 안락함, 기쁨, 그리고 빛(광휘)으로 변화된다. 이런 경험을 통해 우리는 그 어느 것도 우리를 완전히 압도할 수 없다는 확신을 더욱 굳히게 되며 여기서 깊은 자신감이 형성된다. 이것은 우리에게 자신과 다른 사람들의 행복에 관심을 가질 수 있는 든든한 발판을 마련해준다. 이를 통해 연민을 위한 토대가 구축된다.

2> 준비운동
먼저 몸과 호흡을 의식하고 몸을 통과하는 모든 감각에 주목하며 들고 나는 호흡에 부드럽게 집중하는 것으로 시작한다.
(쉼)

이제 심호흡을 하고 숨을 내쉬면서 자신이 산처럼 느껴진다고 상상한다.
다시 심호흡을 하고 자신이 삶을 고양된 시각으로 바라보고 있다고 상상한다.

3> 통렌
다시 호흡을 통해 자신에게 집중하는 것으로 통렌 연습을 시작한다.
열린 마음으로 당신 앞에 앉아 있는 자신의 모습을 볼 수 있다고 상상한다.
당신을 괴롭히는 것이 무엇이든 그 고통을 끌어안고 있는 자신의 '평범한 자아'를 바라본다.
마치 그것이 끈적끈적한 검은 연기인 것처럼 들숨으로 흡입한 후 흩어져 변화되게 한다.
다음에는 그것을 마치 광선처럼 날숨으로 내뿜는다.
짧은 시간동안 이 호흡의 순환을 반복한다.
(쉼)
자신에 대해 더 많은 부드러움, 이해심, 따뜻함이 느껴지는지 주목하라.
(쉼)
이제 타인에게로 초점을 옮긴다.
당신 앞에 고통당하고 있는 누군가가 있으며 그를 보고 있다고 상상한다.
들숨으로 당신이 그에게 얼마나 마음을 열 수 있는지 느껴본다.

이 고통을 검은 연기처럼 들숨으로 흡입한 후 그것이 심장에 들어와 사리사욕의 모든 흔적을 용해시키고 내면의 자비심을 드러내는 것을 느낀다.
그리고 날숨으로 자비심을 밝은 빛으로 내보내고 고통을 완화하겠다는 의도를 확고히 한다.

얼마동안 이런 식으로 들숨과 날숨을 반복한다.
(쉼)

4> 마무리
　　마지막 몇 분간 손을 가슴에 대고 그저 호흡만 한다.

*인용자료 : 자비경, 내면검색프로그램/차트 멍탄

MEMO

(4) 수희찬탄隨喜讚歎(일상의 자비명상)

사람을 만나거나, 길을 걷거나, 차를 탈 때 등, 삶의 순간에는 우리 마음에 자비심의 씨앗을 뿌릴 기회가 참으로 많다. 우리 마음은 태어날 때부터 시작된 불안감과 두려움에 의해 과도한 부정적 정서가 형성되어 있다. 그리고 부정적 정서의 내용은 자기 자신의 생존과 주로 연결되기 때문에 그 불안감은 마음 깊이 본능처럼 내재되어 있다. 또한 나와 남을 비교하는 헛된 생각에서 질투, 시기, 비굴감, 교만심 등이 얼룩져 있다. 명상에서는 이것을 '마음의 오염' 이라고 표현하는데 이런 오염원들은 지금도 우리에게 있는 행복을 알아보지 못하게 만든다.

수희찬탄은 뿌리 깊은 우리 마음의 부정성을 긍정성으로 변화 시키는데 주효한 방법이다. 수희찬탄이란 나를 포함한 모든 생명에게 기쁜 일이 생겼을 때 함께 기뻐하고 칭찬하고 앞으로도 기쁜 일이 많이 생기기를 기원해 주는 것이다. 이것을 실천하는 것이 그리 쉬운 일은 아니다. 내면에서 일어나는 다양한 생각과 감정 등을 알아차리고 수용(내려놓음)하는 힘이 필요하다. 그러나 여러 번 반복하다보면 점차 익숙해지면서 나에게 있던 감정적 부정성이 저절로 긍정적으로 변화하게 된다. 또한 타인과의 관계 맺음에서도 매우 깊은 유대감을 경험하게 될 것이다.

<연습1 : 친구에게 안부 묻기>

준비 : 오랫동안 연락을 못했거나 친밀감이 높은 친구, 친지 등의 명단을 작성한다.
       명단에 따라 일주일에 한 명씩 만나거나 전화를 통해 이야기를 나눈다.

1> 친밀감이 높은 대상
   - 지금 까지 중 가장 행복했던 순간은 언제쯤 무슨 일이었는가?
   - 최근에 가장 행복했던 일은 무엇인가?
   - 그 때의 이야기를 하고 있는 지금의 마음도 행복한가?
   - 가능한한 그 때 느꼈던 감정 상태에 대해 구체적으로 이야기를 듣는다.

- 이야기를 나누면서 내 마음에서 일어나는 생각과 감정 등을 선명하게 알아차린다.
- 대상이 느끼는 행복한 감정이 나의 일인 것처럼 공감하면서 이야기를 나눈다.
- 이야기의 마무리는 이런 행복한 순간이 대상에게 더욱 많이 일어나기를 기원하면서 맺는다.

2> 특별한 친밀감이 없거나 불쾌한 감정을 일으키는 대상에게
- 위 1>과 같은 방법으로 이야기를 나누면서 나의 마음에서 일어나는 생각과 감정을 선명하게 알아차린다.
- 불쾌한 감정을 일으키는 사람을 대상으로 하는 것은 친밀한 사람과의 충분한 연습을 통해 수희찬탄 실천의 기쁨을 경험한 후 진행하는 것이 좋다.
- 반드시 해야 할 과제는 아니다.

3> 선택한 대상에게 행복했던 기억이 없을 때
- 이런 경우가 의외로 많은데 이때는 그냥 수다로 끝내지 말고 대상이 가지고 있는 근심 등에도 관심을 갖고 이야기를 나눈다.
- 대상의 아픔에 귀 기울일 때 나의 마음의 움직임을 알아차리는 것을 잊지 않는다.
- 대상의 아픔이 나에게 과한 부담이 되지 않도록 이야기의 내용과 시간 등을 잘 조절하라.
- 대상의 아픔에 공감하고 지지하면서 이야기를 마무리 하고 자비명상의 대상으로 삼는다.

4> 마무리
(어떤 대상이든 수희찬탄을 마무리 한 후)
- 이야기를 나눌 때의 대상과 나의 마음의 흐름과 느낌에 대해 가볍게 확인해 본다.
- 대상에게는 행복했던 순간에 대한 이야기를 할 때, 또는 한 후 지금도 그때의 행복감이 느껴졌는지 살핀다.
- 대상의 행복함의 이야기를 들을 때 나의 마음은 어땠나 등을 이야기해 준다.
- 대상이 누구든, 마무리는 항상 대상의 행복을 지지하고 기원하는 말로 마친다.

<연습2 - 안녕하세요?>

준비 : "안녕하세요?" 외에도 행복을 기원해주는 말이 인사말이라고 결심한다.

연습> 누구를 만나던 어디서든

- 언제 어디서든 만나는 사람과 인사할 때는 입으로 '안녕하세요?' 하고
- 곧바로 마음속으로 따듯함을 담아 '당신이 행복하기를~'
- 버스나 전철 등을 탈 때에는 '여기의 모든 분들이 행복하기를~'

1> 수희찬탄과 비난의 마음상태 비교해보기
  - 혼자 수행한다.
  - 어떤 대상에게 자비명상 또는 수희찬탄을 한다.
  - 동일한 대상에게 최대한 비난을 해본다.
  - 두 가지를 수행할 때와 수행 직후 각각 마음 상태와 느낌의 차이를 살펴본다.

콕 짚어보기

자비명상의 영역은 조건이 사라지는 영역이다. 호흡에 대한 집중, 마음 작용에 대한 알아차림 등을 통해 무상, 고, 무아를 체험했다면 자비명상은 생명에 대한 연민과 이타심의 연습을 통해 조건 없는 행복을 체험하고 전파하는 새로운 습관을 만드는 과정이다. 지극히 단순해지고 지극히 평범해지고 지극히 바보가 되고 지극히 행복해지는 영역이다.

셀프체크와 피드백

- 내 마음에서는 얼마나 많은 시기심, 질투심 등이 일어나는가?
- 내 마음에서는 얼마나 자주 연민이 일어나는가?
- 내 마음에서는 얼마나 자주 공감이 일어나는가?
- 내 마음에서는 얼마나 자주 행복감이 일어나는가?
- 시기심, 질투심, 행복감 등은 본래부터 있는 것인가?
- 생각, 행동, 행복감 등에서 내가 선택할 수 있는 것은 무엇인가?

활동 돌아보기

	전혀 아니다	아주 아니다	약간 아니다	보통이다	약간 그렇다	아주 그렇다	온전히 그렇다
1. 지금 마음이 편안하다.	○	○	○	○	○	○	○
2. 움직일 때 몸의 느낌이 생생했다.	○	○	○	○	○	○	○
3. 움직일 때 의식이 몸에 집중되었다.	○	○	○	○	○	○	○
4. 움직일 때 집중이 유지되었다.	○	○	○	○	○	○	○
5. 움직일 때 호흡을 의식했다.	○	○	○	○	○	○	○
6. 앉아 있을 때 몸의 느낌이 생생했다.	○	○	○	○	○	○	○
7. 앉아 있을 때 의식이 몸에 집중되었다.	○	○	○	○	○	○	○
8. 앉아 있을 때 집중이 유지되었다.	○	○	○	○	○	○	○
9. 앉아 있을 때 호흡을 의식했다.	○	○	○	○	○	○	○
10. 활동에 전체적으로 만족감을 느낀다.	○	○	○	○	○	○	○

*부록

<원데이 프로그램 - 삶의 궤적 밟아보기>

시간	프로그램	내용
9:30 - 10:00	인사, 안내	각자 개별적 인사와 차담
10:00 - 10:20	체크인, 휴식	전체 프로그램 진행에 대한 소개와 마음가짐에 대해 안내
10:20 - 11:30	프롬나드, 빗장열기	자신의 몸을 체크해보는 시간 내면으로 들어가는 준비
11:30 - 11:40	쉼	호흡을 비워내고 잠시 멈춤
11:40 - 12:00	<두기> 걷기명상	걷기 명상의 방법을 안내
12:00 - 1:00	오감명상	음식이 나에게 어떤 영향을 미치는가
13:00 - 13:45	<바라보기> 걷기명상/호흡안내	심화된 내용의 걷기명상과 호흡법의 안내
13:45 - 14:00	인터뷰 1	소그룹 혹은 짝을 지어 이야기 하기
14:00 - 15:00	<알기> 시각장애체험/호흡명상	
15:00 - 15:10	인터뷰 2	소그룹 혹은 짝을 지어 이야기 하기
15:10 - 16:20	<살피기> 에고그램	나 자신의 에너지 흐름을 이해하는 시간
16:20 - 17:00	<깨닫기> 걷기명상과 호흡	자신의 에너지를 온전히 받아들이는 시간
17:00	회향	오늘 하루는?

MEMO

MEMO

MEMO

MEMO

MEMO

명상 가이드 북 지혜여행
명상으로 걷고, 명상으로 숨쉬고

ⓒ풍경소리 2022

지은이　명상나눔협동조합
펴낸이　이용성
편집 및 디자인　조지원
캐릭터　서민지
제작총괄　㈜오을

펴낸곳　풍경소리
출판등록　2006년 8월 30일
등록번호　제307-2006-41호
주소　서울 성북구 동소문로 34길24 109동 904호
전화　02-736-5583
팩스　0505-928-5586
전자우편　solys11@naver.com

* 저자의 허락없이 내용의 일부를 인용하거나 발췌하는 것을 금합니다.
* 잘못된 책은 본사나 구입하신 서점에서 바꾸어 드립니다.
* 가격은 뒷 표지에 있습니다.
ISBN 978-89-959817-6-4 03180